Uwe Geißer

Gesundheitswunder Weihrauch

Das Heilmittel bei Rheuma, Arthritis, Morbus Crohn

Schirner Verlag

Die Ratschläge in diesem Buch sind sorgfältig erwogen und geprüft. Sie ersetzen keine ärztliche oder therapeutische Behandlung. Alle Angaben in diesem Buch erfolgen ohne Gewährleistung oder Garantie seitens des Autors oder des Verlages. Eine Haftung des Autors bzw. des Verlages und seiner Beauftragten für Personen-, Sach- und Vermögensschäden ist daher ausgeschlossen.

Dieses Buch enthält Verweise zu Webseiten, auf deren Inhalte der Verlag keinen Einfluss hat. Für diese Inhalte wird seitens des Verlags keine Gewähr übernommen. Für die Inhalte der verlinkten Seiten ist stets der jeweilige Anbieter oder Betreiber der Seiten verantwortlich.

ISBN 978-3-8434-5160-4

Uwe Geißer:
Gesundheitswunder Weihrauch
Das Heilmittel bei Rheuma,
Arthritis, Morbus Crohn

Umschlag: Murat Karaçay , Schirner,
unter Verwendung von
683455342 (© Madeleine Steinbach),
421484554 (© Focus and Blur),
www.shutterstock.com
Layout: Marie Springer, Schirner
Lektorat: Karin Garthaus, Schirner
Printed by: Ren Medien GmbH, Germany

www.schirner.com

2. Auflage November 2018

Inhalt

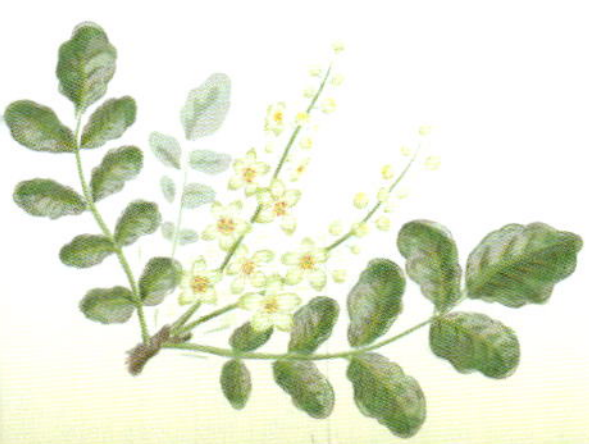

Vorwort

Es gibt wahrscheinlich kein einziges Naturprodukt auf dieser Welt, das mehr verwendet, geachtet, bewundert und gleichzeitig auch abgelehnt wird, wie der sagenumwobene Weihrauch. Genauer gesagt geht es dabei um den Weihrauchstrauch bzw. -baum (Pflanzengattung: *Boswellia*). Der Name der Pflanzengattung *Boswellia* geht auf den Forscher John Boswell (1710–1780) aus Edinburgh zurück.

Man unterscheidet die Gattung grob in drei Arten und Herkunftsländer:

- *Boswellia sacra* aus Jemen oder Oman
- *Boswellia carterii* oder *Boswellia frereana* aus Somalia
- *Boswellia serrata* aus Indien

Im Folgenden beziehe ich mich immer auf den indischen Weihrauch *(Boswellia serrata),* wenn von Weihrauch die Rede ist. Insbesondere bei den Weihrauchprodukten sollten Sie immer nur diese Weihrauchart verwenden. Die pharmazeutischen Qualitäten des indischen Weihrauchs werden auch im Europäischen Arzneibuch 5.07 beschrieben.

Der Weihrauchbaum ist ein ganz außergewöhnlicher Zeitgenosse, den man nicht einfach einpflanzen und kultivieren kann. Er macht quasi, was er will, und auch in Bezug auf seine Standortwahl ist er eigenwillig. Genau das spiegelt sich ebenfalls in seiner Anwendung wider, denn die wunderbare Wirkung des Weihrauchs zeigt sich genau dort zuerst, wo er seiner Meinung nach vom Menschen am ehesten gebraucht wird. Eine meiner Kundinnen hatte beispielsweise gegen starke Rheumaprobleme im Ellenbogen Weihrauchpräparate genommen und durfte nach kurzer Zeit feststellen, dass zunächst ihr Fußpilz zu heilen begann.

Der Weihrauchbaum wächst und gedeiht nur in sehr trockenen Gebieten und oftmals nur mit größerem Abstand zum nächsten Baum. Er hat sehr breite und flache Wurzeln, die das wenige Regenwasser sehr gut verwerten können.
Als Weihrauch bezeichnet man das natürliche Harz von Balsambaumgewächsen *(Burseraceae)*, zu denen auch der Weihrauchbaum zählt. Verschiedene Arten dieser Gewächse bilden ein Harz, das durch ein spezielles Verfahren des Einschneidens der Rinde gewonnen werden kann.

Alle Hochkulturen und Religionen wussten um den Weihrauch und seine fast nicht enden wollenden Einsatzmöglichkeiten. Sowohl die alten Ägypter, die schon 3000 v. Chr. den Weihrauch importierten, die Inder, die den Einsatz von Weihrauch in ihren uralten vedischen Schriften dokumentierten, als auch die Juden, Christen und Muslime – sie alle kannten das wertvolle Harz und haben es nicht nur geschätzt und verehrt, sondern auch sehr intensiv genutzt. Weihrauch wurde oftmals mit Göttlichkeit gleichgesetzt. So wurde er u. a. zum Räuchern als Opfergabe

eingesetzt, aber sein zentrales Anwendungsgebiet war sein Einsatz in der Naturmedizin. Dazu gibt es unzählige Dokumentationen und daraus resultierende Erfolgsgeschichten. Nicht ohne Grund war Weihrauch z. B. bei dem griechischen Arzt Hippokrates (um 406–370 v. Chr.) das meist empfohlene Arzneimittel.
Wie wertvoll Weihrauch schon immer war, zeigt z. B. der über Jahrhunderte blühende Handel mit dem Harz, das zeitweise sogar mehr als Gold geschätzt wurde. Seine Ursprungsländer und Erntemöglichkeiten wurden lange wie ein Schatz gehütet, da dieses Wissen der Garant für Reichtum war. Die Ernte bleibt bis heute eine sehr knifflige Angelegenheit, deren Technik nur von wenigen qualifizierten Menschen wirklich beherrscht wird. Dieses Wissen wurde von Generation zu Generation weitergegeben. Der Weihrauchbaum wird für die Weihrauchernte mit sogenannten Mangaf-Messern angeritzt, allerdings nicht zu tief. Ca. drei Wochen später erfolgt das zweite Anritzen, und erst danach sollte das Harz geerntet werden. Nur so kann eine gute Quantität und Qualität gewährleistet wer-

den. Die Rinde darf auch nur drei Jahre infolge so behandelt werden. Die Bäume selbst werden von Generation zu Generation an männliche Nachkommen weitervererbt, damit die Weihrauchbäume immer im Familienbesitz bleiben. Auch hier ist der Grund dafür zu suchen, warum das Gesundheitswunder Weihrauch in der Neuzeit fast ganz von der Pharmaindustrie verdrängt wurde. Vertreter dieser Industrie können mit dem Harz kein Geld verdienen. Denn im Prinzip leben diese ja auch nicht von der Gesundheit des Menschen, sondern von dessen Krankheit.

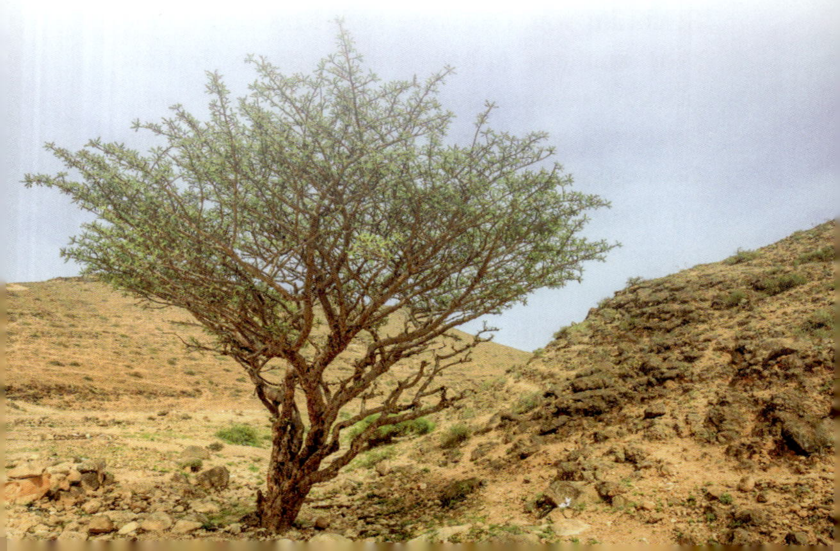

Mit dem Einzug der Schulmedizin müssen nun alle Produkte, die für Heilzwecke verwendet werden, über Jahre hinweg schriftlich dokumentierte Studien vorweisen können. Diese Vorgehensweise wurde von den Ärzten bis in die Neuzeit kaum oder gar nicht erfüllt bzw. sie haben ihr Wissen meist nur mündlich weitergegeben. In vielen Ländern wurde die Einnahme von Weihrauch als Naturmedizin sogar schlichtweg ganz oder teilweise verboten. Es ist also nicht verwunderlich, dass das Harz mit seinen wunderbaren Eigenschaften für das Leben heutzutage immer mehr in Vergessenheit gerät.
Durch ein weiteres Phänomen wäre die Verwendung des Weihrauchs letztendlich fast in Vergessenheit geraten: In der modernen Zivilisation hat die emporstrebende Schulmedizin Wege gefunden, um mit künstlich hergestellten Stoffen verschiedene Krankheitssymptome schneller zu bekämpfen, als es Naturprodukte können. Dadurch stellten sich als erfolgreicher Nebeneffekt enorme Gewinne für diese neue Branche, die Pharmaindustrie, ein. Diese Branche wurde

dementsprechend in kürzester Zeit ausgebaut und hat heutzutage eine große Machtstellung inne. Die Gewinnspanne, die die Pharmaindustrie mit Ihren Produkten erzielt, wurde bisher von keiner anderen Branche der Welt erreicht und steigt nach wie vor weiter an. Völlig außer Acht wird dabei ein nicht unwesentlicher Punkt gelassen: Künstlich hergestellte Produkte kann der Körper nicht ohne Weiteres erkennen, zudem führt eine bloße Linderung der Symptome nicht zur Heilung.

Das ist für mich auch der wesentliche Unterschied zwischen Naturmedizin und Schulmedizin: Das Ziel der Naturmedizin ist immer ein gesunder Mensch, während sich die Schulmedizin auf die Bekämpfung von Symptomen konzentriert. Sie werden mir sicherlich zustimmen, wenn ich Folgendes sage: Wenn ich meinen Körper mit allen wichtigen Vitaminen und Nährstoffen ausgeglichen versorge, stellt sich bei mir eine gewisse Vitalität und Gesundheit ein. Vorsorge ist immer besser als Nachsorge. Die Naturmedizin sucht im Krankheitsfall nach Ursachen, um diese dann eine nach der anderen zu beseitigen. Die Schulmedizin richtet sich im Regelfall allein nach den direkten Symptomen und verschreibt Arzneimittel, die diese Symptome bekämpfen. Dass damit die Ursachen unentdeckt bleiben und dass durch die Einnahme von Medikamenten zusätzlich unzählige Nebenwirkungen den menschlichen Organismus belasten, wird dabei oft außer Acht gelassen.

Ich möchte auf keinen Fall den Eindruck erwecken, dass wir die Schulmedizin nicht benötigen. Wir brauchen sie auch. Warum wird allerdings die Schulmedizin nicht in Verbindung mit der Naturmedizin verwendet?

In China und Indien leben z. B. weit über zwei Milliarden Menschen, wovon ein Großteil mit der TCM (Traditionellen Chinesischen Medizin) bzw. der ayurvedischen Medizin behandelt und geheilt wird. Da sieht man, dass es auch sehr gut ohne die Schulmedizin funktionieren kann. Glaubt ernsthaft jemand, dass es diesen Menschen, die der TCM oder dem Ayurveda vertrauen, schlechter geht als uns? Oder dass diese Menschen kränker sind? Sie sind weder kränker noch länger krank und auch nicht unzufriedener als wir. Sie haben allerdings definitiv viel weniger Gifte und Schadstoffe im Körper, weil sie ganz einfach weniger Gifte in Form von Medikamenten zu sich nehmen. Aufgrund dieser Tatsache lässt sich letztlich nur folgendes Fazit ziehen: Diese Menschen leben GESÜNDER.

In der Naturmedizin sind die wertvollen Produkte und Wirkstoffe diejenigen, die regelmäßig eingenommen und verwendet werden dürfen, weil sie keinerlei Nebenwirkungen und Nachteile für den Menschen mit sich bringen. Diese werden als »Meisterheiler« bezeichnet. Während Produkte, die nur ganz gezielt und auch nur über einen ganz kurzen Zeitraum eingenommen oder verwendet werden dürfen, »Gehilfen« genannt werden. In der Schulmedizin werden in erster Linie eben nur diese »Gehilfen« – und diese meist zusätzlich noch in künstlicher Form – verwendet.

Der Weihrauch ist ein Naturprodukt, das unglaublich vielseitig eingesetzt werden kann. Selbst neueste Studien der Schulmedizin haben festgestellt, dass er auch in einer Langzeittherapie ohne nennenswerte Nebenwirkungen verwendet werden kann. In verschiedenen Formen kommt er seit Jahrtausenden mit Erfolg zum Einsatz. Er wird als Salbe, Pulver, Kapsel, ätherisches Öl und als Tinktur verwendet und weist eine einzigartige Ausgewogenheit von mindestens 60 zusammenwirkenden Bestandteilen auf, wie sie nur in der Natur vorkommt. Dadurch offenbart sich die wunderbare Heilkraft des Weihrauchs für alles LEBEN auf dieser Welt.

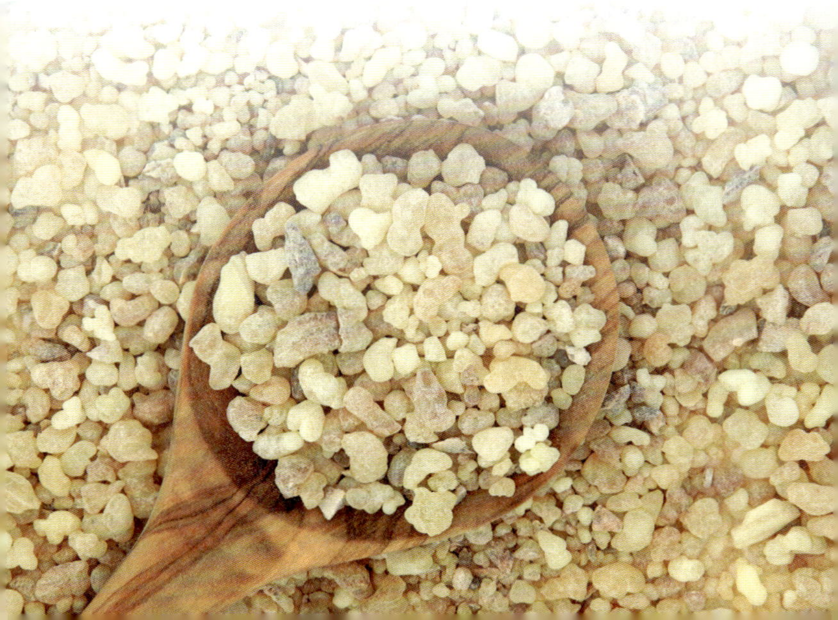

Die Wirkungsaspekte von *Weihrauch*

Bei pharmakologischen Untersuchungen wurde die Wirkung des Weihrauchs getestet und auch nachgewiesen. Weitere Studien haben gezeigt, dass Weihrauch das Immunsystem stärkt und helfen kann, gefährliche Bakterien, Viren und sogar Krebszellen zu zerstören. Zudem sorgt er dafür, dass sich keine Keime auf der Haut, im Mund oder im gesamten Umfeld (Wohnung, Haus usw.) bilden können. Viele Menschen nutzen Weihrauch, um auf natürlichem Weg die Mundflora im Gleichgewicht zu halten, so können die antiseptischen Qualitäten dieses Naturproduktes dabei helfen, verschiedene Infektionen wie Gingivitis sowie Mundgeruch, Hohlräume und Zahnschmerzen zu verhindern.

Weihrauch hemmt die Produktion verschiedener Enzyme, die mit Erkrankungen wie Arthritis, Asthma, schmerzhafte Darmstörungen und vielen weiteren verbunden sind. Er reduziert ebenfalls erheblich die Gefahr, an schmerzhaften Entzündungen zu erkranken, was Weihrauch zu einer natürlichen Behandlungsoption für schmerzbedingte Leiden macht, die u.a. die Muskeln, Gelenke und Sehnen betreffen. Weihrauch ist ein unbeschreiblich wertvolles Baumharz und gleichzeitig das natürlichste und wahrscheinlich älteste Antibiotikum der Welt ohne nennenswerte Nebenwirkungen. Genau das macht das Naturprodukt Weihrauch so wertvoll für die Menschen.

Weihrauch wirkt entzündungshemmend, schmerzlindernd, beruhigend, Leber schützend, antimikrobiell sowie immunstimulierend und das auf vielen Ebenen. Letztlich kann man sagen, dass Weihrauch im Körper eines Organismus dort hingeht und seine wunderbare Wirkung zeigt, wo er zuerst benötigt wird.

Ich habe mich schon mit sehr vielen Menschen unterhalten, die Weihrauch einnehmen und überrascht sind, dass seine heilsame Wirkung oftmals an ganz anderen Stellen als gedacht oder zunächst gewollt spürbar ist. Aus diesem Grund stelle ich an dieser Stelle die Behauptung auf, dass Weihrauch eine Art eigene Intelligenz besitzt. Diese Intelligenz oder dieses Wissen nimmt keine Rücksicht auf Vernunfts- oder Schönheitsgedanken, sondern richtet sich nach Notwendigkeit, Gleichgewicht und Gesundheit. Es kommt schließlich nicht von ungefähr, dass alle alten Kulturen und deren WEISEN seit jeher schon die verschiedensten Behandlungen mit Weihrauch durchgeführt haben. Warum wurde schon immer mit dem Harz geräuchert? Warum haben zahlreiche Völker vor Hunderten von Jahren den Weihrauch schon als Salbe und Tinktur verwendet oder direkt eingenommen? Diese Anwender brauchten keine Doppelblindstudien mit fünf oder zehn Jahren Laufzeit, um die Heilkraft des Weihrauchs zu beweisen. Sie konnten auf ein jahrhundertealtes Wissen und auf einen unglaublichen Erfahrungsschatz zurückgreifen. Heutzutage haben diese Erfahrungen, selbst die wenigen überlieferten, in unserem Gesundheitssystem keinen hohen Stellenwert. Wenn man diese Tatsache überdenkt, kommt eine ganz einfache Wahrheit ans Tageslicht: Es geht also nicht wirklich um die Gesundheit der Patienten, sondern um etwas scheinbar viel Wichtigeres. Es dreht sich alles einmal wieder um das liebe Geld. Um zurück zum Weihrauch zu kommen: Wer kann mit Weihrauch Geld verdienen? Da das Naturprodukt der Industrie keine großen Gewinne bringt, wird es nicht großartig verschrieben oder eingesetzt.

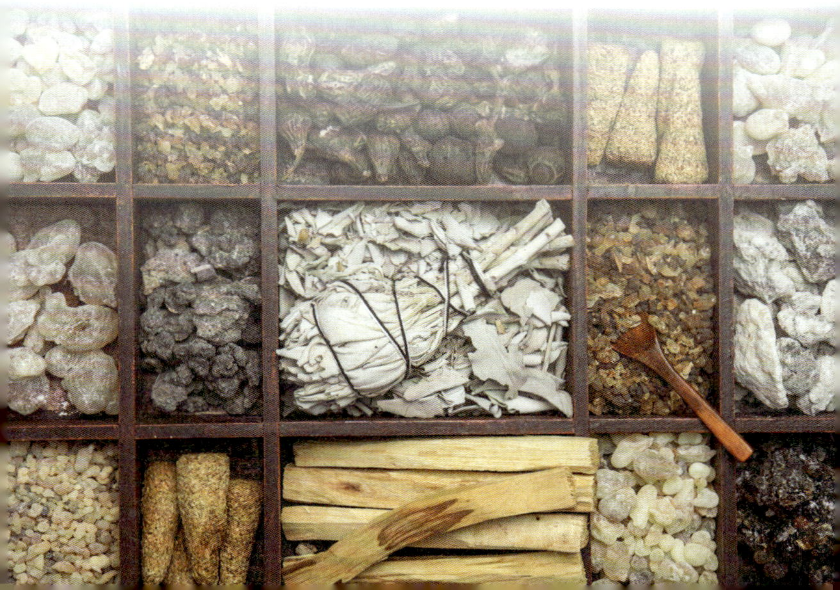

WIE KANN WEIHRAUCH VERWENDET WERDEN?

Da sich viele Menschen am Geschmack oder Geruch des Weihrauchs stören, ist die Einnahme in Kapselform sicher die einfachste Lösung, da die Kapseln geschmacks- und geruchsneutral sind.
Eine Spülung des Mundes mit einer Weihrauchlösung empfiehlt sich bei jeglichen Entzündungen im Mund oder Rachen.
Für die äußerliche Anwendung eignet sich eine Creme oder ein Massageöl, das mit Weihrauch angereichert ist. Bei Schmerzen und Verbrennungen sind auch Umschläge und Kompressen mit Weihrauch sehr effektiv.
Eine weitere ergänzende Alternative stellt die Aromatherapie dar, die bei ganz vielen Symptomen den Heilprozess unterstützt. Hierbei kann der Weihrauch als Badezusatz, als Räucherwerk für verschiedene Düfte und zur Inhalation angewendet werden.
Zu guter Letzt gibt es auch die Möglichkeit der homöopathischen Injektion von Weihrauch in Verbindung mit Myrrhe und Gold. Myrrhe wirkt u.a.

antimikrobiell, schmerzlindernd und schützt die Schleimhäute. Gold, genauer gesagt, kolloidales Gold, findet u.a. auch bei arthritischen, rheumatischen Depressionen und multipler Sklerose medizinische Verwendung. Diese drei Naturprodukte wurden schon von den Heiligen Drei Königen als wertvollste Gaben der Welt mitgebracht.

Wie Sie die Weihrauchpräparate (Weihrauchkapseln, Weihrauchpulver, Weihrauchöl etc.) im Folgenden selbst herstellen können, erfahren Sie im Kapitel »Produkthinweise und Rezepte« (S. 96).

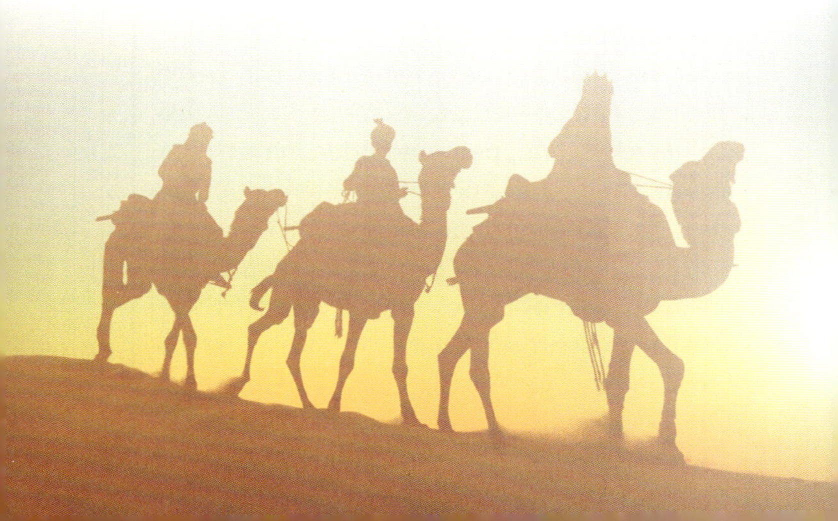

Weihrauch als Haushaltsreiniger

Weihrauch ist ein Antiseptikum und Desinfektionsmittel. Er kann dazu beitragen, Bakterien und Viren im Haus zu beseitigen und Innenräume natürlich zu reinigen. Weiterhin wird Weihrauch häufig als Räucherwerk verwendet, um große Flächen zu desinfizieren, und kommt als natürlicher Desodorator (Luftreiniger) zum Einsatz. Wenn Sie ätherisches Weihrauchöl mit einem Aroma-Diffuser verwenden, können Sie Innenraumverschmutzungen stark reduzieren und jedes Zimmer oder jede Oberfläche im Haus desinfizieren.

Weihrauch und Tiere

Einer Verwendung des Weihrauchs bei Tieren ist nichts entgegenzusetzen. Wenn das Tier den Weihrauch schnuppert und/oder ihn zu sich nimmt, kann die Natur einfach ihren Lauf nehmen. Tiere sind viel unbefangener mit Naturprodukten, und sie wissen genau, was sie nehmen sollen und was nicht. Bei offenen Wunden sollte eine Behandlung mit Weihrauch natürlich mit einem Tierarzt abgesprochen werden.

Krankheitsbilder und ihre möglichen Behandlungen

ALLERGIEN

Die Anzahl der Menschen, die an verschiedenen Allergien erkranken, steigt von Tag zu Tag. Ein Großteil der Allergien wird durch Pollen und Gräser ausgelöst. Die sogenannten Kontaktallergien in verschiedenen Berufszweigen nehmen ebenfalls drastisch zu.

Zu deren Behandlung werden sehr oft Cortisonpräparate verschrieben, die allerdings auch erhebliche Nebenwirkungen mit sich bringen. Zurzeit werden schon vielerorts Weihrauchpräparate anstelle von Cortison verwendet. Allen schriftlichen Unterlagen zum Thema »Weihrauch« lässt sich u.a. die beruhigende Tatsache entnehmen, dass es so gut wie keine Nebenwirkungen bei der Verwendung von Weihrauch gibt. Die Einnahme von Weihrauch kann in Absprache mit Ihrem Arzt eine Therapie sowohl unterstützen als auch verkürzen. Auch bei Wunden, Geschwüren, Nesselsucht und entzündlichen Erkrankungen des Bindegewebes wie Lupus erythematodes konnten bislang gute Erfolge verzeichnet werden.

Unterstützung durch Weihrauch

Je nach Stärke der Allergie empfehle ich Ihnen bei Hautallergien, nach Absprache mit Ihrem Arzt, täglich 3 x 2 oder 3 x 1 Weihrauchkapsel zu sich zu nehmen. Vor allem bei Menschen, die den Weihrauchgeschmack nicht mögen, bieten sich die Kapseln an, da diese geschmacksneutral sind. Homöopathische Tropfen, die zusätzlich noch Myrrhe und Gold enthalten, können Sie ebenfalls verwenden, da sie eine ähnliche Wirkung haben.

Wenn Sie Weihrauchpulver bevorzugen, können Sie gern pro Tag etwa 1–2 Gramm davon einnehmen. Ein nennenswerter Vorteil bei der Einnahme von Pulver anstelle von Kapseln ist z. B., dass das Weihrauchpulver eventuelle Entzündungen schon im Mund und Rachen automatisch mitbehandeln kann.

Äußerlich können Sie zusätzlich eine Weihrauchcreme auf die betroffenen Stellen auftragen. Prüfen Sie dafür zu Beginn die Verträglichkeit der Creme auf einer kleinen Fläche (ungefähr von der Größe eines 5-Cent-Stücks).

Weiterhin können Sie die betroffenen Körperstellen mit dem Weihrauchmassageöl massieren.

Ganz unkompliziert ist auch die Verwendung eines Weihrauchpflasters. Damit können Sie die Symptome von punktuellen Hauterkrankungen schnell und einfach lindern und die Heilung der Hautstellen unterstützen.

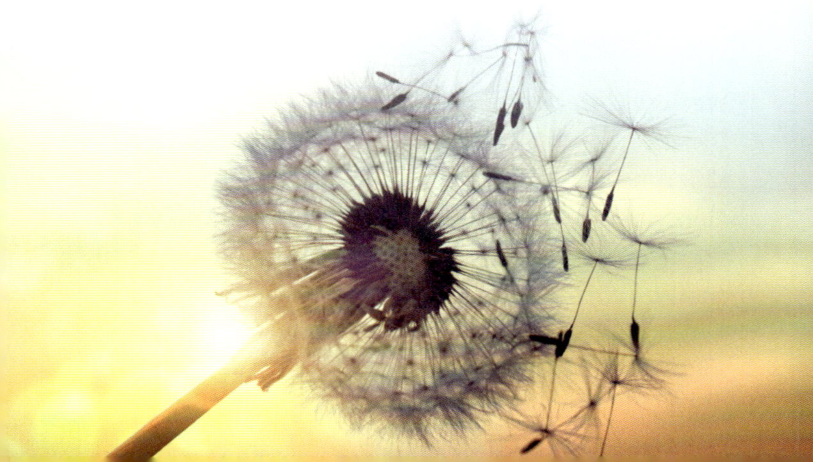

Bei der sogenannten Pollenallergie lässt sich in vielen Fällen durch die Einnahme von Weihrauchkapseln eine deutliche Verbesserung der Symptome verzeichnen. Ebenso bezeugen zahlreiche Menschen, dass die Inhalation von Weihrauch oder eine Aromatherapie damit ihnen allgemein Erleichterung verschafft.

Seit vielen Jahren ist schon bekannt, dass Hautkrankheiten oft psychosomatisch sind. Aus diesem Grund sind Entspannungsübungen empfehlenswert, um die Linderung und Heilung zu unterstützen. In diesem Zusammenhang empfehle ich gern auch ein Bad. Schon bei den alten Ägyptern nahm man bei Hautentzündungen ein Weihrauchbad.

Weitere Unterstützung

Die Ursache von Allergien ist sehr oft eine Übersäuerung des Menschen. Achten Sie deshalb auf eine vitamin- sowie mineralstoffreiche und basische Ernährung. Trinken Sie außerdem ausreichend – vorzugsweise stilles Wasser.

Bei Hautentzündungen sind unter anderem Dill, Kerbel, Knoblauch, Lorbeer, Minze, Rose, Rosmarin, Safran, Schwarzkümmel und Ysop empfehlenswert. Gern können Sie auch Brennnesseln als Tee, Kaltauszugumschlag, Kompresse oder als Badezusatz verwenden. Ebenso hilfreich ist Bockshornklee. Dieser wurde schon von Hildegard von Bingen sehr erfolgreich bei Hauterkrankungen verwendet.

Die von mir angegebenen Gewürze können Sie gern verstärkt zum Würzen oder als Tee verwenden – auch in allen folgenden Anwendungen.

ARTHRITIS

Gerade bei der Behandlung von Arthritis gilt die Verwendung von Weihrauch seit jeher als äußerst wirksam. Vielleicht wurde gerade aus diesem Grund die Anwendung von Weihrauch bei dieser Krankheit in zahlreichen Studien untersucht und positiv dokumentiert. Sie dürfen allerdings auf keinen Fall erwarten, dass die durch die Arthritis abgebaute Gelenkknorpelmasse durch die Einnahme von Weihrauch wiederaufgebaut wird. Das kann selbst Weihrauch nicht. Jedoch kann mit der Anwendung die Lebensqualität des Erkrankten wesentlich verbessert werden.

Unterstützung durch Weihrauch

Abhängig von der Ursache der Arthritis (Rheuma, Infektionen, Gicht, Schuppenflechte etc.) empfehle ich Ihnen, nach Absprache mit Ihrem Arzt als Ergänzung zu den Medikamenten täglich 3 x 2 oder 3 x 1 Weihrauchkapsel einzunehmen. In einigen Fällen können die Medikamente schon nach wenigen Monaten reduziert oder ganz abgesetzt werden.

Auch hier können Sie gern das Weihrauchpulver, etwa 1 Gramm pro Tag, zu sich nehmen.

Für schnelle und punktuelle Abhilfe eignet sich das Einreiben mit einer Weihrauchcreme. Je nach Stärke der Beschwerden können Sie die Weihrauchdosis auch verdoppeln. Prüfen Sie dafür zu Beginn die Verträglichkeit der Creme auf

einer kleinen Fläche (ungefähr von der Größe eines 5-Cent-Stücks).
Zusätzlich können Sie sich bzw. den Betroffenen mit dem Weihrauchmassageöl massieren. Achten Sie hier bitte darauf, dass Sie nicht direkt die Gelenke massieren. Streichen Sie stattdessen immer nur achtsam über- und unterhalb des Gelenkes ohne Druck mit den sogenannten Spinnenfingern entlang. Diese Massagetechnik hat ihren Namen von der speziellen Handhaltung beim Massieren bekommen. Die Hand erinnert dabei an eine Spinne mit langen Beinen. Der Körper wird nur mit den Finger- und Daumenkuppen berührt und durch kleine kreisende Bewegungen massiert. Dadurch werden Körperregionen ganz gezielt behandelt.
Bei entzündeten Gelenken sind heiße Kompressen im Regelfall nicht geeignet. Aus diesem Grund empfehle ich, Kaltkompressen mit etwas ätherischem Weihrauchöl etwa eine Viertelstunde auf die schmerzende Stelle aufzulegen. Bewegen Sie danach die Gelenke ganz locker und ohne Druck, so gut es geht, damit sich die posi-

tive Wirkung des Weihrauchs optimal entfalten kann.

Weitere Unterstützung

Auch bei Arthritis wirkt sich eine Übersäuerung oft negativ aus. Achten Sie von daher auf eine vitamin- sowie mineralstoffreiche und basische Ernährung. Trinken Sie ausreichend – vorzugsweise stilles Wasser.

Wenn die betroffenen Gelenke zu viel Gewicht tragen, halten oder bewegen müssen, kann das die Therapie weiter erschweren. Aus diesem Grund sollten Sie bei Übergewicht über eine gezielte und vor allem gesunde Diät nachdenken.

Absolvieren Sie ein leichtes Bewegungstraining, gern auch sanftes und bewusstes Yoga, um Ihre geschädigten Gelenke oder Muskeln zu stärken. Gehen Sie, wenn Sie die Möglichkeit haben, regelmäßig ins Schwimmbad, und machen Sie die Übungen unter Wasser. Dadurch werden die Gelenke nicht so sehr belastet. Das wird Ihnen auch helfen, die Schmerzen zu lindern.

Bei Arthritis sollten Sie zusätzlich auf Eisenkraut, Kümmel, Zimt, Ingwer, Galgant, Kurkuma, Piment, Nelken, Salbei, Lorbeer und Ysop zurückgreifen. Auch diese Gewürze und Kräuter können zur Linderung der Beschwerden beitragen.

ARTHROSE

Siehe »Arthritis« (S. 27).

Neben Weihrauch hat sich auch eine Gewürzmischung aus Kreuzkümmel, Koriander und Muskat bei der Behandlung von Arthrose als wirksam erwiesen *(siehe S. 108)*.

In diesem Zusammenhang wurde ein interessanter Bericht dazu im NDR ausgestrahlt. Der Titel der Sendung lautete »Arthrose: Wie Ernährung und Bewegung helfen«. Sie wurde bereits mehrmals wiederholt, da die Zuschauer ein sehr großes Interesse an diesem Thema zeigten. Die behandelnden Ärzte und Heilpraktiker sprachen von einer fast 80%igen Besserungsquote bei ih-

ren Patienten nach der Anwendung der Gewürzmischung. Die Linderung der Schmerzen und dadurch auch die verbesserte Lebensqualität traten in den meisten Fällen schon nach den ersten Wochen der Einnahme ein.
Viele Menschen vertrauen bei Arthrose auch auf Hagebutten, die zusammen mit ihren Kernen gemahlen werden.

ATEMWEGSERKRANKUNGEN – Asthma, Bronchitis, Erkältung, Heuschnupfen

Asthma kann ein unheimlich lästiges Leiden sein. Die Erkrankten wissen dabei um die gefährlichen Anfälle, die mit der Erkrankung einhergehen. Sehr oft sind davon besonders sensible Menschen betroffen, die bei einem Anfall blaurot anlaufen und je nach Länge des Anfalls ängstlich bis panisch reagieren können.

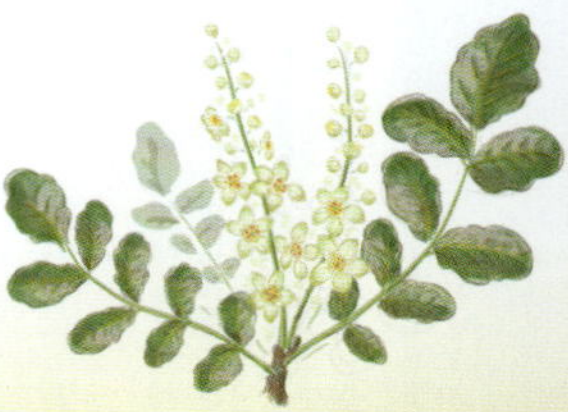

Unterstützung durch Weihrauch

Asthma ist eine ernst zu nehmende Erkrankung und Sie sollten sich auf jeden Fall in ärztliche Behandlung begeben. Ich empfehle Ihnen, nach Absprache mit Ihrem Arzt als Ergänzung zu den Medikamenten täglich 3 x 1 Weihrauchkapsel einzunehmen.

Ebenso können Sie pro Tag etwa 1 Gramm von dem Weihrauchpulver zu sich nehmen.

Inhalationen mit ätherischem Weihrauchöl in Form von Wasserdampfinhalationen haben sich auch als wirksam erwiesen. Da Asthmaanfälle oft nachts kommen, empfehle ich Ihnen, abends zu inhalieren. Das beruhigt die Atemwege.

Wenn Sie ein Fan von Räucherwerk sind, können Sie auch gut durch das Entzünden von Weihrauchharz oder Räucherstäbchen die Räume mit einem wunderbar beruhigenden Duft füllen.

Ein Bad mit dem ätherischen Weihrauchöl wiederum hat ebenfalls eine sehr beruhigende und entkrampfende Wirkung.

Da Weihrauch auch stark auswurffördernd und schleimlösend wirkt, eignet er sich sehr gut zur Behandlung von diversen Erkältungskrankheiten wie Husten, Schnupfen usw. In diesem Fall sind die gleichen Anwendungen wie bei Asthma hilfreich. Wenn Ihre Atemwegsinfektion von einer Erkältung oder Grippe herrührt, können Sie auch gut Weihrauchöl verwenden. Das enthaltene ätherische Öl wird Ihnen das Abhusten erleichtern und kann dabei helfen, Schleim in der Lunge zu beseitigen. Dank seiner entzündungshemmenden Wirkung in den nasalen Passagen werden Sie befreiter durchatmen. Natürlich ist diese Behandlung auch für Allergiker oder Asthmatiker geeignet. Geben Sie ein paar Tropfen von dem Öl auf ein Tuch, und atmen Sie den Duft ein paar Atemzüge lang ein, oder verwenden Sie anstelle des Tuchs einen Öl-Diffuser.

Zusätzlich können Sie das Weihrauchmassageöl auf der Brust einreiben. Das hilft beim Durchatmen und beruhigt die Atemwege. Die Einnahme der Weihrauchkapseln in Verbindung mit der

Aromatherapie mit Weihrauchöl und dem Einreiben mit der Weihrauchcreme kann bei Heuschnupfen durch seine beruhigende Wirkung starke Erleichterung bringen.

Weitere Unterstützung

Bei Asthma und Erkältungskrankheiten empfehle ich gern zusätzlich die Verwendung folgender Kräuter, Pflanzen und Gewürze: Bohnenkraut, Dill, Fenchel, Galgant, Kapern, Kresse, Lavendel, Majoran, Meerrettich, Rosmarin, Safran, Schwarzkümmel, Senfkörner, Wasabi, Ysop und Zwiebel. Natürlich gibt es noch viele weitere wunderbare Kräuter, die auch helfen können. So ist die Tragant- oder Astragaluswurzel bei Heuschnupfen eine große Unterstützung.

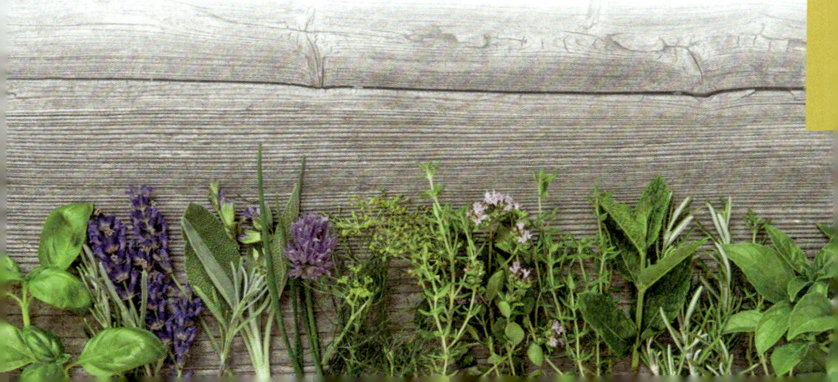

AUTOIMMUNKRANKHEIT

Bei dieser Krankheit erkennt der Körper eigenes Gewebe als Fremdkörper und bekämpft es mit den eigenen Abwehrmechanismen. Es wird davon ausgegangen, dass Krankheiten wie Morbus Crohn auch als Autoimmunkrankheiten angesehen werden können. Morbus Crohn ist eine Entzündung, die meistens in Schüben den kompletten Verdauungstrakt befällt. Überwiegend geht die Entzündung beginnend vom Dünndarm über den gesamten Verdauungstrakt, das heißt von der Mundhöhle bis zum After.

Unterstützung durch Weihrauch

Ich empfehle Ihnen, nach Absprache mit Ihrem Arzt als Ergänzung zu den Medikamenten zu Beginn täglich 3 x 2 Weihrauchkapseln und im späteren Verlauf der Therapie 3 x 1 Weihrauchkapsel einzunehmen.

Die Verwendung von Weihrauchpulver ist auch hier eine sehr gute Alternative zur Einnahme der Kapseln. Je nach Fall können Sie 1–2 Gramm am Tag zu sich nehmen.

Ein Bad mit ätherischem Weihrauchöl kann durch seine beruhigende und entkrampfende Wirkung stark zur Linderung beitragen.
Ebenfalls sehr angenehm und Symptome lindernd ist das Einmassieren von Weihrauchmassageöl im Bauchbereich. Achten Sie dabei bitte auf die Kreisbewegung: Streichen Sie niemals gegen den natürlichen Verlauf des Dickdarms. Wenn Sie selbst auf Ihren Bauch schauen, dann kreisen Sie gegen den Uhrzeigersinn. Das unterstützt die Verdauung und wirkt gleichzeitig sehr beruhigend und entspannend.

Weitere Unterstützung

Unterstützend können Sie bei Crohn-Krankheiten zusätzlich Koriander, Rosmarin und Wermut verwenden.
Alle Erkrankungen, die mit unserem Darm zusammenhängen, sind sehr ernst zu nehmen. Im Darm liegt unser Gesundheitszentrum. Von daher sollte dieser immer gepflegt und beschützt werden. Wenn die Darmflora nicht mehr intakt ist, wird der Mensch krank. Das kann sehr schnell durch falsche Ernährung, viel Stress

im Beruf oder Privatleben und natürlich auch durch die Einnahme von Medikamenten kommen. Nur wenn das Gleichgewicht der »guten« und »schlechten« Darmbakterien gewährleistet ist, kann ein Mensch gesund werden oder überhaupt gesund sein.
Eine gesunde und ausgewogene Ernährung spielt bei Erkrankung wie Morbus Crohn eine große Rolle. Achten Sie dabei auf genügend Ballaststoffe, Vitamine und Eiweiße. Während eines Schubs sollten Sie allerdings fürs Erste ballaststofffreie Kost zu sich nehmen. Hildegard von Bingen empfiehlt bei der Erkrankung eine Darmsanierung.

BAUCHSPEICHELDRÜSEN-ERKRANKUNG

Da die Bauchspeicheldrüse, auch Pankreas genannt, für die Verdauung von Fetten, Eiweißen und Kohlehydraten zuständig ist und zusätzlich das lebenswichtige Insulin produziert, sollte man verstärkt darauf achten, dass diese Drüse immer gesund bleibt.

Unterstützung durch Weihrauch

Nach Absprache mit Ihrem Arzt können Sie zusätzlich zu Ihren anderen Medikamenten pro Tag 3 x 1 Weihrauchkapsel zu sich nehmen.
Die Einnahme des Weihrauchpulvers ist in diesem Fall gegebenenfalls sogar effektiver, da es schon im Mund mitverdaut wird und dadurch schneller in den Blutkreislauf gelangen kann.

Weitere Unterstützung

Sie sollten bei Problemen mit der Bauchspeicheldrüse auf Alkohol verzichten. Zusätzlich empfiehlt sich ein Tee oder ein Kaltauszug aus Brennnesseln. Eisenkraut, Schwarzkümmel, Wermut, Safran und Bockshornklee können Sie bei Problemen mit der Bauchspeicheldrüse ebenfalls sehr gut unterstützen.

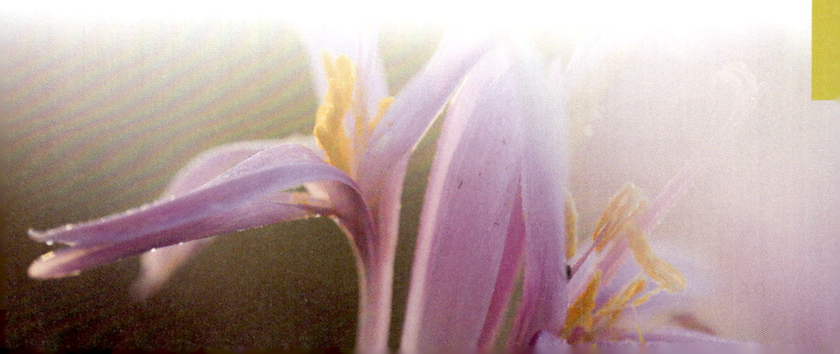

BORRELIOSE

Eine Borrelioseerkrankung (eine Infektion durch einen Zeckenbiss) sollte man mit Sicherheit nicht auf die leichte Schulter nehmen. Suchen Sie also unbedingt einen Arzt auf, wenn Sie nach dem Entfernen einer Zecke eine anhaltende Hautrötung bemerken oder typische Symptome wie Grippe, Rheuma usw. verspüren.

Unterstützung durch Weihrauch

Ich empfehle Ihnen, nach Absprache mit Ihrem Arzt als Ergänzung zu Ihren bisherigen Medikamenten 1 Woche lang täglich 3 x 3 Weihrauchkapseln und danach 1 Weihrauchkapsel am Tag einzunehmen.

Alternativ zu den Kapseln können Sie Weihrauchpulver zu sich nehmen: 1 Woche lang etwa 2 Gramm pro Tag und später 1 Gramm morgens nach dem Aufstehen.

Um die betroffenen Stellen direkt zu behandeln, eignet sich das Einreiben mit einer hoch dosierten Weihrauchcreme. Prüfen Sie dafür zu

Beginn die Verträglichkeit der Creme auf einer kleinen Fläche (ungefähr von der Größe eines 5-Cent-Stücks).

Weitere Unterstützung

Am besten lassen Sie es gar nicht erst zu einem Zeckenbiss kommen: Ziehen Sie sich, wenn Sie in gefährdete Gebiete gehen, unbedingt entsprechend an, damit die Zecken keine Angriffsfläche haben. Das heißt, tragen Sie möglichst lange Hosen sowie langärmelige Oberteile und ziehen Sie Ihre Socken über die Hosenbeine. Suchen Sie nach einem Besuch in der Natur unbedingt sich und Ihre Begleiter nach Zecken ab. Bei Bedarf können Sie die Zecke mithilfe einer Zeckenzange entfernen. Beobachten Sie danach die Bissstelle, und handeln Sie gegebenenfalls entsprechend. Zur Abschreckung von Zecken kann Teebaumöl auch gute Dienste leisten.

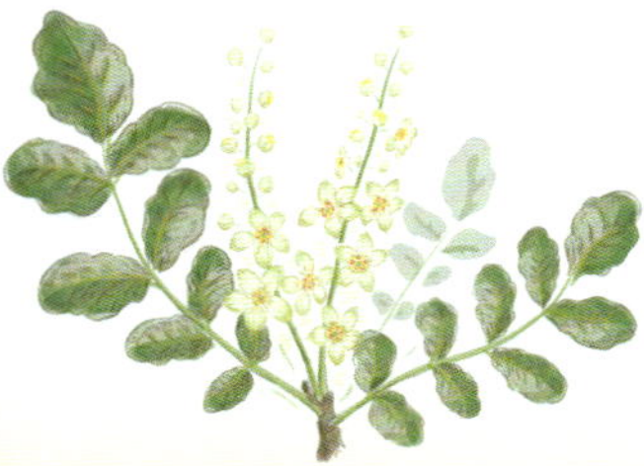

DARMERKRANKUNGEN

Viele Menschen wissen bis heute noch nicht, dass sich in unserem Darm letztlich unser Gesundheitszentrum befindet. Für unsere Gesundheit ist es dementsprechend äußerst wichtig, dass die Darmflora funktioniert und intakt ist. Das Gleichgewicht der Bakterien muss erhalten oder schnellstmöglich wiederhergestellt werden.

Unterstützung durch Weihrauch

Ich empfehle Ihnen, nach Absprache mit Ihrem Arzt als Ergänzung zu möglichen Medikamenten 1 Woche lang täglich 3 x 2 Weihrauchkapseln und danach 1 Weihrauchkapsel am Tag zu nehmen. Alternativ zu den Kapseln können Sie Weihrauchpulver einnehmen: 1 Woche lang etwa 2 Gramm pro Tag und später 1 Gramm morgens nach dem Aufstehen. Entspannend und beruhigend ist auf jeden Fall ein Bad mit Weihrauchöl. Lassen Sie sich dabei gern viel Zeit, und schaffen Sie zusätzlich eine wunderbare Wohlfühlatmosphäre in Ihrem Badezimmer.

Eine heiße Kompresse mit etwas ätherischem Weihrauchöl kann ebenfalls sehr zur Linderung der Symptome beitragen.

Weitere Unterstützung

Bei Darmproblemen können Sie Basilikum, Dill, Knoblauch, Koriander, Rosmarin und unzählige Teemischungen, die zur Beruhigung des Darmes dienen, verwenden. Ebenso wird gern eine Mischung aus Anis, Fenchel und Kümmel genommen. Hildegard von Bingen empfiehlt bei Darmkrankheiten eine Darmsanierung. Bei Maria Treben kommen in diesem Zusammenhang die Schwedenkräuter, Ringelblume, Schafgarbe und das Zinnkraut zur Anwendung.

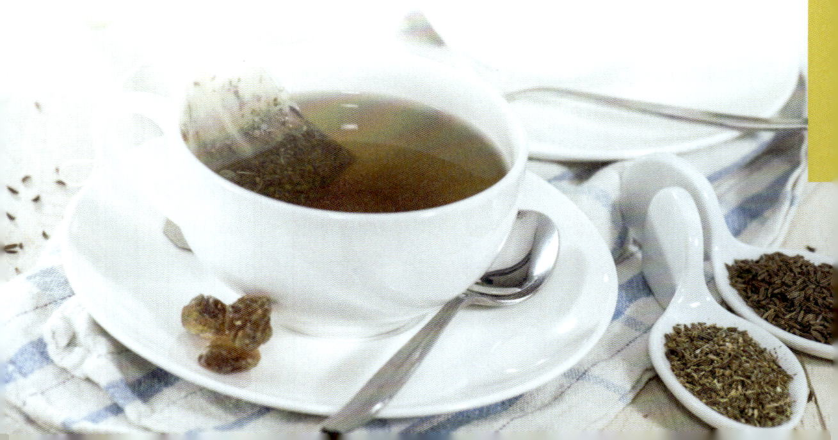

DEPRESSIONEN

Depressionen nehmen in der heutigen Bevölkerung immer mehr zu und werden ausgeprägter. Sie sind fast schon die Volkskrankheit schlechthin geworden. Egal, ob jung oder alt – keiner ist davor sicher. Oftmals sind äußere Ursachen der Erkrankung Stress, Unzufriedenheit usw.

Unterstützung durch Weihrauch

Durch die sedierende (beruhigende) Wirkung des Weihrauchs kann man Depressionen mit einfachen Mitteln entgegenwirken: Hierbei eignet sich wunderbar die Aromatherapie mit ätherischem Weihrauchöl.

Sehr entspannend ist auf jeden Fall auch ein Bad mit ätherischem Weihrauchöl. Lassen Sie sich dabei gern viel Zeit, und schaffen Sie eine wunderbare Wohlfühlatmosphäre in Ihrem Badezimmer. Weihrauchöl gibt Ihnen sofort ein Gefühl von Frieden, Entspannung und Zufriedenheit. Fügen Sie dafür dem heißen Badewasser ein paar Tropfen ätherisches Weihrauchöl hinzu. Ebenso können Sie Weihrauch einem

Ölzerstäuber beimengen, um Ängste und Sorgen loszuwerden. Auf diese Weise finden Sie jederzeit Entspannung in Ihrem Zuhause. Einige glauben, dass der Duft des Weihrauchs zusätzlich das innere Wachstum und die spirituelle Verbundenheit fördert. Wenn Sie den Weihrauch in der Aromatherapie verwenden, können Sie die Herzfrequenz und zu hohen Blutdruck senken und dadurch Ängste und Depressionen verringern. Im Gegensatz zu verschreibungspflichtigen Medikamenten hat Weihrauch jedoch keine negativen Nebenwirkungen und verursacht keine unerwünschte Schläfrigkeit.

Eine Massage mit Weihrauchmassageöl, gern auch als Ganzkörpermassage, wirkt fast wie ein kleines Wunder: Sie wird Sie in eine andere Welt entführen, in der Sie sich sicher, gebraucht und wohlfühlen.

Weitere Unterstützung

Ohne große Probleme können Sie durch diverse Räucherstoffe oder Räucherstäbchen Ihre gesamten Räumlichkeiten mit wundervollen Düften aus der Natur zu Ihrem persönlichen Paradies machen. Es gibt weit über 100 verschiedene Räucherstäbchen und noch viel mehr ätherische Öle, die Sie dafür verwenden können. Nehmen Sie sich einfach einmal die Zeit, und schnuppern Sie sich durch die wunderbare Auswahl. Sie werden erstaunt sein, wie sich das positiv auf Depressionen auswirken kann und wie gern Sie diese Räume dann betreten. In Ihrer Küche können Sie zusätzlich Gewürze und Kräuter wie Basilikum, Fenchel, Ingwer, Lavendel, Lorbeer, Petersilie, Piment, Rose, Rosmarin, Safran, Salbei, Schwarzkümmel, Wermut, Ysop, Zimt und Eisenkraut verwenden. Maria Treben empfiehlt Johanniskraut, Schwedenkräuter, Thymian und Schachtelhalm.

ENTZÜNDUNGEN – Blase

Weihrauch ist bei allen Entzündungen im Körper wohl das effektivste Naturprodukt der Welt. Die entzündungshemmende Wirkung wurde in der Antike oft nur für äußerliche Anwendungen genutzt. Seit einiger Zeit wird Weihrauch auch mit sehr guten Erfolgen eingenommen und damit innerlich verwendet. Neueste Studien am Hirntumorzentrum der Charité belegen, dass die Einnahme von Weihrauch ähnliche Wirkungen wie die Anwendung von Cortison haben kann – nur eben ohne die zahlreichen Nebenwirkungen. Aus diesem Grund wird angestrebt, Weihrauch als Medikament anzuerkennen.

Unterstützung durch Weihrauch

Bei Blasenentzündungen empfehle ich Ihnen, nach Absprache mit Ihrem Arzt als Ergänzung zu möglichen anderen Medikamenten an den ersten beiden Tagen 3 x 2 und danach 3 x 1 Weihrauchkapsel täglich einzunehmen. Gern auch die Alternative in Pulverform: zuerst 2 Gramm, danach 1 Gramm pro Tag.

Eine Wohltat ist hier auch eine sanfte Massage mit Weihrauchmassageöl. Zur Linderung der Symptome kann ebenfalls ein wunderbares Bad mit Weihrauchöl beitragen. Es entspannt und trägt zur Heilung bei. Gern auch als Sitzbad.

Eine heiße Kompresse mit etwas ätherischem Weihrauchöl und eine Viertelstunde im wohlig warmen Bett können ebenfalls kleine Wunder bewirken.

Weitere Unterstützung

Bei Problemen mit der Blase empfehle ich Ihnen noch folgende Gewürze und Kräuter: Anis, Basilikum, Bohnenkraut, Dill, Estragon, Fenchel, Kerbel, Kresse, Kümmel, Liebstöckel, Meerrettich, Petersilie, Pfeffer, Salbei, Schwarzkümmel, Sellerie, Senfkörner, Thymian, Wasabi, Zitronengras und Zwiebel. All diese tollen Naturprodukte können der Blase beim Heilen helfen.
Maria Treben empfiehlt hier Weidenröschen, Kamille und Zinnkraut.

ENTZÜNDUNGEN – Darm

Siehe »Darmerkrankungen« (S. 42).

ENTZÜNDUNGEN – Hals

Entzündungen im Halsbereich oder in den Nasen- und Stirnnebenhöhlen sind ähnlich zu behandeln wie grippale Infekte *(siehe »Atemwegserkrankungen«, S. 32).*

Unterstützung durch Weihrauch

Ich empfehle Ihnen, nach Absprache mit Ihrem Arzt als Ergänzung zu Ihren Medikamenten 3 x 1 Weihrauchkapsel pro Tag einzunehmen.

Alternativ zur Kapsel können Sie auch Weihrauchpulver zu sich nehmen: jeweils ca. 1 Gramm morgens nach dem Aufstehen. Weihrauch kann durch seine beruhigende Wirkung die Beschwerden lindern. Eine weitere wunderbare Methode ist eine Aromatherapie mit ätherischem Weihrauchöl.

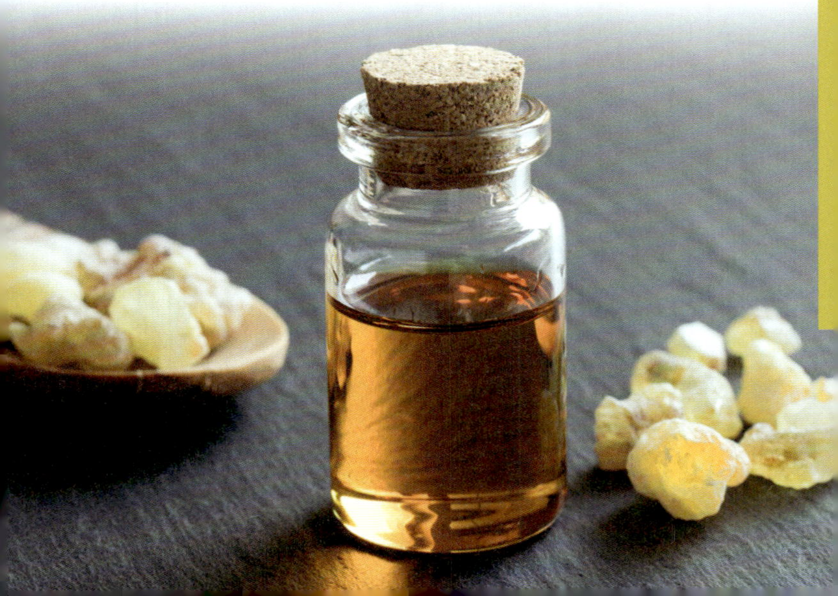

Sehr entspannend ist auf jeden Fall ein Bad mit Weihrauchöl. Lassen Sie sich dabei gern viel Zeit, und schaffen Sie sich eine wunderbare Wohlfühlatmosphäre in Ihrem Badezimmer.

Ebenso wirkt sich das Einreiben des Oberkörpers mit Weihrauchcreme positiv auf die Entzündung aus.

Weitere Unterstützung

Ein wunderbares Hausmittel ist auch gemahlener schwarzer Rettich mit gutem Olivenöl. Nehmen Sie dazu die Mischung in den Mund, und schlucken Sie sie langsam hinunter.

Weitere Gewürze und Kräuter, die den Heilungsprozess unterstützen können, sind: Basilikum, Fenchel, Ingwer, Majoran, Senfkörner, Thymian, Zimt und Zwiebel.

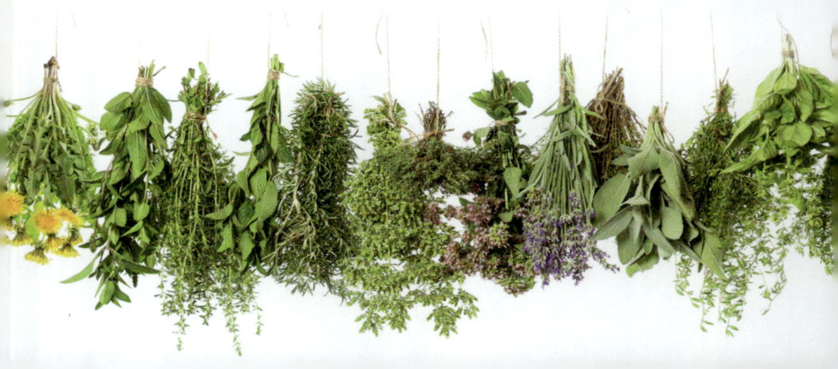

ENTZÜNDUNGEN – Magen

Magenentzündungen sind im Regelfall mit einer Übersäuerung verbunden und sollten nicht auf die leichte Schulter genommen werden. Ich selbst habe die Folgen einer derartigen Entzündung am eigenen Leib verspüren dürfen. In meinem Magen befand sich permanent zu viel Magensäure und diese in einer sehr starken Konzentration. Dadurch wurde bei mir der Speiseröhren-Schließmuskel in Mitleidenschaft gezogen, wodurch Magensäure in die Speiseröhre eindringen konnte. Wenn sich auch bei Ihnen dieses Krankheitsbild zeigt, kann ich Ihnen nur ans Herz legen, die Entzündung, so schnell es geht, zu behandeln.

Unterstützung durch Weihrauch

Je nach Stärke der Entzündung empfehle ich Ihnen, nach Absprache mit Ihrem Arzt als Ergänzung zu Ihren anderen Medikamenten 3 x 2 oder 3 x 1 Weihrauchkapsel täglich einzunehmen. In einigen Fällen können die Medikamente schon

nach wenigen Monaten reduziert oder auch abgesetzt werden.
Auch hier können Sie gern Weihrauchpulver, etwa 1–2 Gramm pro Tag, zu sich nehmen.
Für zusätzliche Linderung empfehle ich Ihnen das Einreiben mit einer Weihrauchcreme. Achten Sie dabei auf die Kreisbewegung: Streichen Sie niemals gegen den natürlichen Verlauf des Dickdarms. Legen Sie sich entspannt hin, schauen Sie auf Ihren Bauch, und massieren Sie ihn mit kreisenden Bewegungen gegen den Uhrzeigersinn. Prüfen Sie dafür zu Beginn die Verträglichkeit der Creme auf einer kleinen Fläche (ungefähr von der Größe eines 5-Cent-Stücks).

Weitere Unterstützung

Bei Magenproblemen können sehr gut folgende Gewürze und Kräuter helfen: Basilikum, Dill, Galgant, Ingwer, Kreuzkümmel, Kümmel, Kurkuma, Lavendel, Lorbeer, Majoran, Nelke, Oregano, Petersilie, Rosmarin, Schwarzkümmel, Sellerie, Thymian und Zitronengras. Sollten Sie große Probleme mit dem Magen haben, achten Sie

unbedingt darauf, nur selten scharf und dafür leicht verdauliche Lebensmittel zu essen und viel zu trinken.
Maria Treben empfiehlt weiterhin Schafgarbe zur Unterstützung.

ENTZÜNDUNGEN – Ohren

Entzündungen und anderweitige Ohrprobleme sind sehr oft mit äußerst unangenehmen und teilweise starken Schmerzen verbunden. Die sogenannte Mittelohrentzündung ist besonders bei Kindern sehr verbreitet und macht vielen schwer zu schaffen.
Ohrbeschwerden werden seit jeher mit Weihrauch behandelt – ganz egal, ob es eine Mittelohrentzündung oder eine durch Infektion auftretende Ohrentzündung ist.

Unterstützung durch Weihrauch

Ich empfehle Ihnen, nach Absprache mit Ihrem Arzt als Ergänzung zu Ihren Medikamenten 3 x 1 Weihrauchkapsel pro Tag zu sich zu nehmen.

Alternativ zur Kapsel können Sie auch ca. 1 Gramm Weihrauchpulver morgens nach dem Aufstehen einnehmen.

Fast alle Koryphäen auf dem Gebiet der Gesundheit und der Medizin wie Hildegard von Bingen, Paracelsus, Kneipp und viele weitere berichten bei der Verwendung von Weihrauch in diesem Zusammenhang über große Erfolge. In ältesten Überlieferungen ist von einer Mischung aus Weihrauchpulver oder Weihrauchöl mit Wein die Rede, die auf einen Wattebausch gegeben wird. Die Watte wird dann als Ohrstopfen in den Gehörgang platziert, wo die Weihrauchmischung für 1–2 Stunden direkt einwirken kann. Eine weitere traditionelle Anwendung ist das Verräuchern des Weihrauchharzes, wobei der Rauch direkt in das Ohr geleitet wird. Beide Methoden sollten jedoch nur in Maßen eingesetzt werden.

Weitere Unterstützung

Eine wirklich gute und altbewährte Anwendung ist das sogenannte Zwiebelsäckchen, das direkt auf die Ohren aufgelegt werden kann. Ein Zwiebelsäckchen können Sie leicht und schnell selbst herstellen. Schneiden Sie dafür 1–2 Zwiebeln in fingernagelgroße Würfel, und geben Sie diese in ein altes Stofftaschentuch. Verschließen Sie das Tuch mit einem Gummiband, und erhitzen Sie es leicht über dem Dampf eines Wasserkochers. Die Temperatur sollte wirklich angenehm und für das Ohr verträglich sein.

Bei Ohrenschmerzen empfehle ich weiterhin, Basilikum und Lorbeer in der Küche gezielt einzusetzen. Wobei auch Wermut und Rosenblätter als direkte Auflage schon seit jeher bei Ohrenbeschwerden verwendet wurden.

In der Ayurvedalehre wird eine Nahrungsumstellung empfohlen. Besonders Basilikum und Lorbeerblätter sollten Sie in Ihren Speiseplan verstärkt aufnehmen.

Auch in diesem Zusammenhang sind die Schwedenkräuter von Maria Treben eine wertvolle Unterstützung. Hildegard von Bingen wiederum empfiehlt bei Ohrbeschwerden oder Schwerhörigkeit, mit Weihrauch zu räuchern, um den Kopf zu reinigen und zu befreien.

FIBROMYALGIE-SYNDROM

Das Fibromyalgie-Syndrom ist ein sogenanntes Ganzkörper-Schmerzsyndrom, das oft mit Schmerzen, Steifheitsgefühlen oder Druckempfindlichkeiten einhergeht.

Unterstützung durch Weihrauch

Je nach Stärke der Symptome empfehle ich Ihnen, nach Absprache mit Ihrem Arzt täglich 3 x 2 oder 3 x 1 Weihrauchkapsel zu verwenden. Homöopathische Tropfen, die zusätzlich noch Myrrhe und Gold enthalten, haben eine ähnliche Wirkung.

Wenn Sie das Weihrauchpulver bevorzugen, können Sie pro Tag 1–2 Gramm davon zu sich nehmen.

Unterstützend können Sie zusätzlich eine Weihrauchcreme auf die entsprechenden Stellen auftragen. Prüfen Sie dafür zu Beginn die Verträglichkeit der Creme auf einer kleinen Fläche (ungefähr von der Größe eines 5-Cent-Stücks). Bei starken Beschwerden können Sie die Weihrauchkonzentration gern erhöhen.

Eine weitere Möglichkeit ist, die schmerzenden Körperstellen mit Weihrauchmassageöl sanft zu massieren.
Um punktuelle Hauterkrankungen schnell und einfach bei der Heilung zu unterstützen, können Sie auch einfach ein Weihrauchpflaster verwenden. Große Entspannung bringt ebenfalls ein Weihrauchbad mit sich. Es beruhigt Körper, Geist und Seele.

Weitere Unterstützung

Bei dieser Symptomatik können Ackerminze, Lavendel, Sternanis oder Traubensilberkerze sehr gut helfen. Zusätzlich gibt es diverse Teemischungen dafür, die im Fachhandel zu beziehen sind. Sie können sich aber auch eine Mischung selbst herstellen *(siehe S. 109)*.

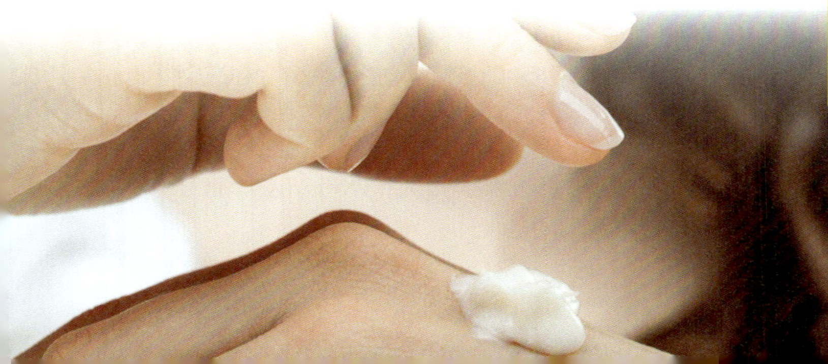

FRAUENLEIDEN

Regelschmerzen, PMS, Wechseljahre sind Beschwerden, mit denen sich jede Frau mehr oder weniger in ihrem Leben auseinandersetzen muss. Verschiedene Entzündungen oder Pilze im Unterleib sind ebenfalls bei sehr vielen Frauen verbreitet. Diesen Erkrankungen können sie auch sehr gut mit natürlichen Methoden vorbeugen oder ihre Symptome verbessern.

Unterstützung durch Weihrauch

Da die weiblichen Geschlechtsorgane empfindlich auf Viren und Pilze reagieren, ist die Verwendung von Weihrauch eine natürliche Alternative, um sich zu schützen oder gegebenenfalls zu heilen. In der TCM (Traditionellen Chinesischen Medizin) wird seit jeher bei Menstruationsbeschwerden Weihrauchpulver verwendet.

Weihrauch reduziert Symptome im Zusammenhang mit der Menstruation und der Menopause, indem er den Hormonspiegel ausgleicht. Dank Weihrauchprodukten können Frauen so mit den

Schmerzen, Krämpfen, Verstopfungen, Kopfschmerzen, mit der Angst, Übelkeit, Müdigkeit und mit den Stimmungsschwankungen besser umgehen. Die Produkte regulieren die Östrogenproduktion und reduzieren dadurch das Risiko, Tumore oder Zysten vor der Menopause zu entwickeln. Vor und nach einer Geburt werden in fast allen Regionen der Welt die Räume mit Weihrauch geräuchert. Hierdurch sollen nicht nur die »bösen Geister« vertrieben, sondern es soll auch die Luft von Bakterien und Viren gereinigt werden. Gleichzeitig entspannt das Räuchern die Menschen und führt sie zur notwendigen Ruhe zurück.

Ich empfehle Ihnen, nach Absprache mit Ihrem Arzt 3 x 1 Weihrauchkapsel täglich zu verwenden.

Wenn Sie das Weihrauchpulver bevorzugen, können Sie gern pro Tag 1 Gramm davon zu sich nehmen.

Zur unterstützenden Wirkung von außen können Sie ebenfalls eine Weihrauchcreme auf die schmerzenden Stellen auftragen. Prüfen Sie dafür zu Beginn die Verträglichkeit der Creme auf einer kleinen Fläche (ungefähr von der Größe eines 5-Cent-Stücks). Bei starken Beschwerden können Sie die Weihrauchkonzentration gern erhöhen.

Die betroffenen Körperstellen können Sie auch zusätzlich mit dem Weihrauchmassageöl sanft massieren.

Ein Weihrauchbad bringt große Entspannung und wirkt wunderbar entkrampfend und beruhigend.

Weitere Unterstützung

Bei Frauenleiden gibt es mit Kräutern und Gewürzen eine Vielzahl von Verwendungsmöglichkeiten, deren Erläuterung den Rahmen dieses Buches sprengen würde. Besonders empfehlenswert sind auf jeden Fall Schafgarbe und Frauenmantel.

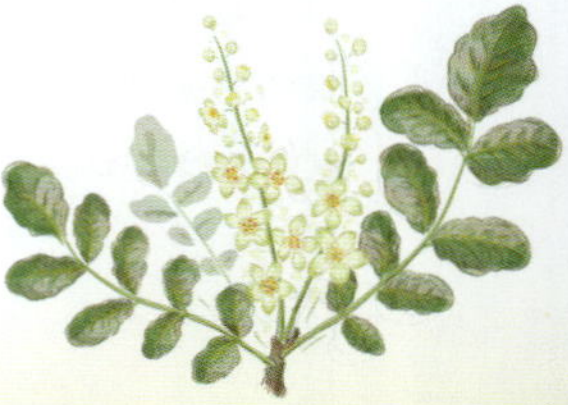

HAUTPROBLEME – Akne, Dehnungsstreifen, Narben, Wunden

Unsere Haut ist für unser Aussehen und dadurch auch für unser Selbstbewusstsein ein äußerst wichtiges Organ, das wir sehr gut pflegen und optimal versorgen sollten. Jeder Einzelne von uns hat mehr oder weniger mit diversen Hautproblemen zu tun. Diese können Sie mit der Verwendung von Weihrauch leicht und schnell behandeln.

Unterstützung durch Weihrauch

Weihrauch ist stark adstringierend, das heißt, erwirkt »zusammenziehend« und verdichtet die Hautoberfläche. Zudem hilft Weihrauch, die Hautzellen zu schützen. Dadurch können Sie Akne reduzieren sowie großen Poren und Falten entgegenwirken.

Indem Sie Weihrauchöl auf den Bauch, die Wangen und um die Augen herum auftragen, können Sie die dortige Haut straffen. Weiterhin hilft das Öl Ihnen bei der Wundheilung (auch bei chirurgischen Wunden), es verbessert das Aussehen von Narben und reduziert die Bildung von dunklen Flecken durch Akne und Dehnungsstreifen. Weihrauch kann die Haut stärken und straffen, den Teint sowie die Hautelastizität verbessern und er hilft dabei, Abwehrmechanismen gegen Bakterien aufzubauen. Weihrauch kann auch für die Heilung von trockener oder rissiger Haut vorteilhaft sein.

Weitere Unterstützung

Kranke Haut ist oft das Ergebnis von zu viel oder falscher Körperpflege. Verwenden Sie bitte nur Produkte, die keine künstlichen oder chemisch hergestellten Stoffe enthalten.
Bei Hautproblemen empfiehlt die Naturheilkunde eine Heilung von innen nach außen. Im Zuge dessen können wir uns die Fähigkeit unserer Haut, verschiedene Gifte auszuscheiden, zunutze machen. Achten Sie dementsprechend auf eine ausgewogene Ernährung und auch darauf, eine Übersäuerung, die wir zweifelsfrei alle

haben, zu behandeln. Sind wir innerlich gesund, wird das auch unsere Haut widerspiegeln und strahlen.

HAUTERKRANKUNGEN – Ausschlag

Siehe »Allergien« (S. 23).

HAUTERKRANKUNGEN – Entzündungen

Siehe »Allergien« (S. 23).

HAUTERKRANKUNGEN – Schuppenflechte

Die Schuppenflechte ist eine Hauterkrankung, die die Betroffenen oftmals sehr stark belastet. Die genaue Herkunft der Erkrankung ist immer noch nicht bekannt. Sie kann sich an verschiedensten Hautstellen bilden.

Unterstützung durch Weihrauch

Ich empfehle, nach Absprache mit Ihrem Arzt täglich 3 x 1 Weihrauchkapsel einzunehmen.

Wenn Sie das Weihrauchpulver bevorzugen, können Sie pro Tag 1 Gramm davon zu sich nehmen.

Zur unterstützenden Wirkung von außen können Sie zusätzlich eine Weihrauchcreme auf die entsprechenden Stellen auftragen. Prüfen Sie dafür zu Beginn die Verträglichkeit der Creme auf einer kleinen Fläche (ungefähr von der Größe eines 5-Cent-Stücks). Erhöhen Sie bei starken Beschwerden gern die Weihrauchkonzentration.

Die Behandlung können Sie weiterhin mit einer Massage der betroffenen Körperstellen mit Weihrauchmassageöl ergänzen.

Große Entspannung kann auch ein Weihrauchbad mit sich bringen. Es wirkt wunderbar entkrampfend und beruhigend.

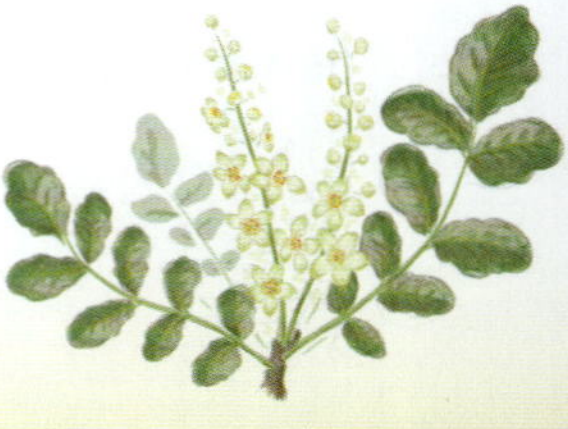

Weitere Unterstützung
Rosmarin kann Ihnen bei Schuppenflechte auch Linderung verschaffen. Ebenso sind Bäder in Salzwasser eine gute Ergänzung zur Behandlung. Eine ausgewogene und siliciumreiche Ernährung bringt auch bei diesem Krankheitsbild eine Erleichterung mit sich.
Maria Treben empfiehlt in diesem Zusammenhang Schöllkraut, Storchschnabel und Zinnkraut (Ackerschachtelhalm).

HAUTERKRANKUNGEN – Schwellungen

Siehe »Allergien« (S. 23).

KOPFSCHMERZEN – Migräne

Wer kennt sie nicht, die lästigen und überaus weitverbreiteten Kopfschmerzen? Diese Schmerzen können so stark werden, dass Übelkeit, Lichtempfindlichkeit usw. die Gesamtsituation noch weiter erheblich erschweren.

Unterstützung durch Weihrauch

Bei Kopfschmerzen verschafft das Einatmen von beruhigenden Düften den meisten Menschen Linderung. In diesem Fall bietet sich Weihrauchöl als lösende und klärende Variante für Ihre Duftlampe an. Sie können auch gern ein Weihrauchräucherstäbchen anzünden. Das Einreiben der Schläfen mit dem Öl ist ebenso eine Wohltat.

Weitere Unterstützung

Basilikum, Chili, Kerbel, Koriander, Kreuzkümmel, Lavendel, Majoran, Meerrettich, Melisse, Minze, Muskatnuss, Nelke, Pfeffer, Piment, Rose, Rosmarin Sellerie, Senfkörner, Wermut und Zitronengras sind seit jeher beliebte Gewürze und Kräuter, die bei Kopfschmerzen verwendet werden. Nicht zu vergessen ist in dieser Aufzählung die Weidenrinde mit Ihrer tollen und schnellen Wirkung bei diesem Krankheitsbild. Die Verwendung von Schafgarbe und Schlüsselblume kann auch die Genesung unterstützen.

KREBS

Durch verschiedene Tests konnte nachgewiesen werden, dass die Anwendung von Weihrauch hilft, Zellen von bestimmten Krebsarten zu bekämpfen. 2009 wurde eine Studie in der Zeitschrift *BMC Complementary and Alternative Medicine* veröffentlicht, die beispielsweise nachwies, dass die Anwendung von Weihrauch zum Absterben von Blasenkrebszellen führen kann. Eine weitere Studie von Forschern der Nihon-Universität in Tokio belegt, dass Weihrauch drei separate humane Neuroblastom-Zelllinien[1] töten kann. Andere Studien ergaben, dass sich resistente Krebszellen bei der Einnahme von Weihrauch nicht weiter vermehren und auch kein weiteres Wachstum mehr aufweisen und dass Weihrauch Hirn-, Brust-, Dickdarm-, Bauchspeicheldrüsen-,

1 Bei Neuroblastom-Zelllinien handelt es sich um eine Krebsart, die die Nervenzellen befällt. Sie ist hauptsächlich bei Kindern anzutreffen.

Prostata- und Magentumore abtöten kann.[2] Die Boswellia-Säure dämmt das Wuchern mancher Tumorzellen stark ein und entzieht ihnen wichtige Bausteine, ohne die sie nicht mehr überlebensfähig sind.

Gerade bei Gehirntumoren steht man bei der Behandlung immer wieder vor der Schwierigkeit, dass Medikamente die sogenannte Blut-Hirn-Schranke überwinden müssen, um überhaupt im Gehirn wirken zu können. Große Hoffnungen werden seit einiger Zeit auf den indischen Weihrauch *Boswellia serrata* gesetzt, da seine Wirksamkeit im zentralen Nervensystem nachgewiesen werden konnte. Dabei konnte die DNA einer entarteten Zelle so verändert werden, dass sie ähnlich wie bei gesunden Zellen natürlich abstarb. Diese Wirkung führte zu großartigen Erfolgen bei verschiedenen Krebsarten.

2 Vgl.: alpenschau.com/2017/05/25/studie-weihrauchoel-toetet-nachweislich-krebszellen-ab-und-kurbelt-das-immunsystem-an/ (letzter Zugriff: 27.09.2017).

Unterstützung durch Weihrauch

Ich empfehle Ihnen, nach Absprache mit Ihrem Arzt 3 x 3 Weihrauchkapseln täglich zu verwenden.

Wenn Sie das Weihrauchpulver bevorzugen, können Sie gern pro Tag 3 x 1 Gramm davon zu sich nehmen.

Weitere Unterstützung

Weitere natürliche Hilfe und Unterstützung gibt es in Hülle und Fülle. Eine Behandlung mit Vitamin B17 oder Vitamin C sowie eine Misteltherapie können beispielsweise sehr gute Ergebnisse erzielen.

LEBERBESCHWERDEN

Wenn Sie heutzutage nach der Untersuchung Ihres Blutbildes von Ihrem Arzt gesagt bekommen, dass Ihre Leberwerte schlecht seien, steht sofort der Verdacht im Raum, dass dies auf einen erhöhten Alkoholkonsum zurückzuführen sei. Es ist wahr, dass Alkohol der Leber sehr schaden kann, jedoch trifft das auch auf viele andere Dinge zu. Denn die Leber nimmt alle Schadstoffe des Körpers auf. Da sie keine Nerven besitzt, verspürt man im Regelfall an der Leber keine Schmerzen. Erst wenn sie derartig vergrößert ist, dass sie die bindegewebige Außenhülle spannt, spürt man einen dumpfen Druck. Die meisten Gifte gelangen durch Medikamente, falsche Ernährung oder durch eine direkte Übertragung von Pestiziden über die Kleidung auf die Haut und damit in unseren Kreislauf.

Unterstützung durch Weihrauch

Ich empfehle Ihnen, nach Absprache mit Ihrem Arzt täglich 3 x 1 Weihrauchkapsel zu verwenden.
Wenn Sie das Weihrauchpulver bevorzugen, können Sie gern pro Tag 1 Gramm davon zu sich nehmen.

Weitere Unterstützung

Bei Leberproblemen sollten Sie auf jeden Fall Mariendistel verwenden. Bitte erhitzen Sie diese aber nicht. Zusätzlich gibt es eine ganze Reihe von Gewürzen und Kräuter wie Anis, Bockshornklee, Dill, Galgant, Ingwer, Kreuzkümmel, Kurkuma, Melisse, Oregano, Rosmarin, Schwarzkümmel, Ysop und Zitronengras, die der Leber helfen, diverse Gifte wieder abzubauen und sich schneller zu regenerieren.

Maria Treben führt in diesem Zusammenhang zusätzlich Brennnessel, Salbei, Ringelblume, Bärlapp und die Schwedenkräuter als hilfreich an.

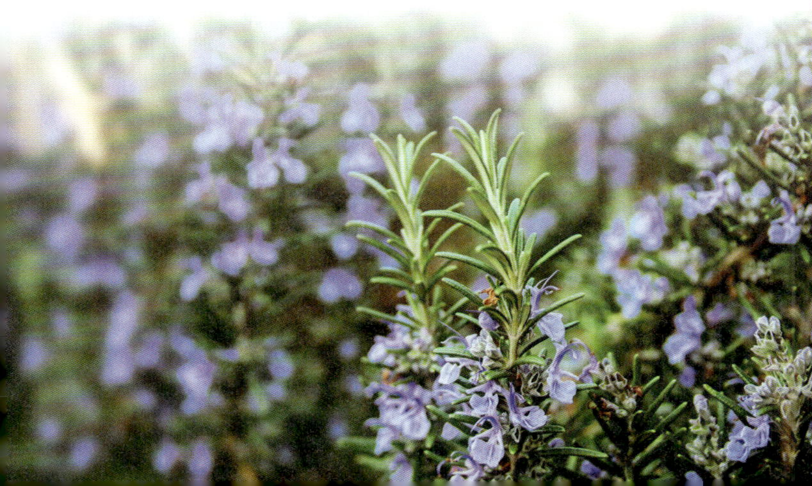

LUPUS ERYTHEMATODES

Bei Lupus erythematodes handelt es sich um eine Autoimmunerkrankung, die auch Schmetterlingsflechte genannt wird. Dabei ist das körpereigene Immunsystem fehlreguliert. Der Krankheitsverlauf bringt immer diverse Entzündungen mit sich. Genau aus diesem Grund ist hier Weihrauch auch von großem Nutzen.

Unterstützung durch Weihrauch

Ich empfehle Ihnen, nach Absprache mit Ihrem Arzt 3 x 1 Weihrauchkapsel täglich einzunehmen. Wenn Sie das Weihrauchpulver bevorzugen, können Sie gern pro Tag 1 Gramm davon zu sich nehmen.

Zusätzlich können Sie von außen eine Weihrauchcreme auf die entsprechenden Stellen auftragen. Prüfen Sie dafür zu Beginn die Verträglichkeit der Creme auf einer kleinen Fläche (ungefähr von der Größe eines 5-Cent-Stücks). Erhöhen Sie bei starken Beschwerden gern die Weihrauchkonzentration. Das kann punktuell schnelle Linderung verschaffen.

Auch eine sanfte Massage der betroffenen Körperstellen mit einem Weihrauchmassageöl verschafft Linderung.
Auf der einen Seite kann ebenfalls ein Weihrauchbad entspannen. Es wirkt wunderbar entkrampfend und beruhigend. Auf der anderen Seite können aber auch mit Kälteanwendungen in Verbindung mit einer kurzfristigen Ruhigstellung große Erfolge verzeichnet werden.

Weitere Unterstützung

Bei Lupus erythematodes kann zusätzlich Zinnkraut (Schachtelhalm) helfen. Maria Treben hat damit recht gute Erfahrungen bei der Behandlung gemacht.

MORBUS BECHTEREW

Da es sich bei Morbus Bechterew auch um eine rheumatische Erkrankung handelt, kann die Einnahme von Weihrauch erheblich zur Verbesserung der Lebensqualität der Betroffenen beitragen.

Unterstützung durch Weihrauch

Ich empfehle Ihnen, nach Absprache mit Ihrem Arzt als Ergänzung zu den Medikamenten 3 x 2 oder 3 x 1 Weihrauchkapsel einzunehmen.

Von dem Weihrauchpulver können Sie etwa 1 Gramm pro Tag, am besten morgens nach dem Aufstehen, zu sich nehmen.

Um die betroffenen Stellen direkt zu behandeln, empfehle ich Ihnen, diese mit einer Weihrauchcreme einzureiben. Je nach Stärke der Beschwerden können Sie die Weihrauchdosis gern verdoppeln. Prüfen Sie dafür zu Beginn die Verträglichkeit der Creme auf einer kleinen Fläche (ungefähr von der Größe eines 5-Cent-Stücks).

Für eine großflächige Anwendung eignet sich eine sanfte Massage mit Weihrauchmassageöl. Achten Sie auch hier bitte darauf, dass Sie nicht direkt die Gelenke massieren. Streichen Sie stattdessen immer nur achtsam über- und unterhalb der Gelenke ohne Druck entlang mit den sogenannten Spinnenfingern *(siehe S. 29)*.

Bei Morbus Bechterew ist auch ein Bad mit etwas ätherischem Weihrauchöl eine gute Möglichkeit, den Schmerz zu lindern. Bewegen Sie danach die Gelenke ganz locker und ohne Druck, so gut es geht, damit sich Ihre Bewegungsfreiheit optimal erweitert.

Weitere Unterstützung

Denkbar ist bei der Erkrankung auch ein Besuch im Thermalbad. Das warme Thermalwasser und die angebotenen Bewegungstherapien sind sehr gute Ergänzungen zur Behandlung der Symptome.

MUSKELENTZÜNDUNG

Die entzündliche Reaktion der Skelettmuskulatur wird auch Muskelentzündung oder Myositis genannt. Sie äußert sich als Schmerz bei Druck oder Beanspruchung des Muskels infolge von Überbeanspruchung im Beruf oder Sport sowie infolge von Muskelverkürzungen oder Infekten durch Bakterien usw.

Unterstützung durch Weihrauch

Ich empfehle Ihnen, nach Absprache mit Ihrem Arzt 3 x 1 Weihrauchkapsel täglich zu verwenden. Wenn Sie das Weihrauchpulver bevorzugen, können Sie gern pro Tag 1 Gramm davon zu sich nehmen.

Zusätzlich können Sie Weihrauchcreme auf die entsprechenden Stellen auftragen. Das kann punktuell schnelle Linderung verschaffen. Prüfen Sie dafür zu Beginn die Verträglichkeit der Creme auf einer kleinen Fläche (ungefähr von der Größe eines 5-Cent-Stücks). Erhöhen Sie bei starken Beschwerden gern die Weihrauchkonzentration.

Alternativ können Sie auch mit dem Weihrauchmassageöl arbeiten und die betroffenen Körperstellen sanft massieren.

Weitere Unterstützung

Chili, Estragon, Fenchel, Lavendel und Majoran können bei Muskelentzündungen Linderung bringen. Von Maria Treben werden in diesem Zusammenhang noch Frauenmantel und Hirtentäschel empfohlen.

PARODONTITIS

Siehe »Zahnfleischentzündung« (S. 92).

RHEUMA

Die schmerzlindernde Wirkung der Boswellia-Säure ist sehr effektiv bei allen entzündlichen Prozessen im Körper. Dazu gehört an erster Stelle Rheuma. Heute unterscheidet man über 450 verschiedene Rheumaformen. Rheuma bezeichnet keine bestimmte Krankheit, sondern ist ein Überbegriff für entzündungsbedingte Schmerzen am Bewegungsapparat. Die Verwendung von Weihrauch kann eine schmerzlindernde, entzündungshemmende und abschwellende Wirkung haben, sodass die Anwendung für den Betroffenen fast einem Wunder gleichkommt. Natürlich werden infolge der Einnahme von Weihrauch die durch die Erkrankung abgenutzten Knorpel nicht wieder nachwachsen. Allerdings ist das Leben mit den vorhandenen Krankheitssymptomen so wesentlich angenehmer.

Unterstützung durch Weihrauch

Je nach Fortschritt der Schmerzen empfehle ich Ihnen, nach Rücksprache mit Ihrem Arzt 1–9 Weihrauchkapseln auf den Tag verteilt einzunehmen. Wirkungsvoll können auch Weihrauchkapseln in Verbindung mit Myrrhe sein.

Zusätzlich empfiehlt sich eine äußerliche Anwendung mit Weihrauchcreme. Prüfen Sie dafür zu Beginn die Verträglichkeit der Creme auf einer kleinen Fläche (ungefähr von der Größe eines 5-Cent-Stücks). Cremen Sie die betroffenen Stellen mit ganz leichtem Druck ein. Durch sanftes Einmassieren mit Weihrauchmassageöl können die schmerzenden Regionen auch gut behandelt werden.

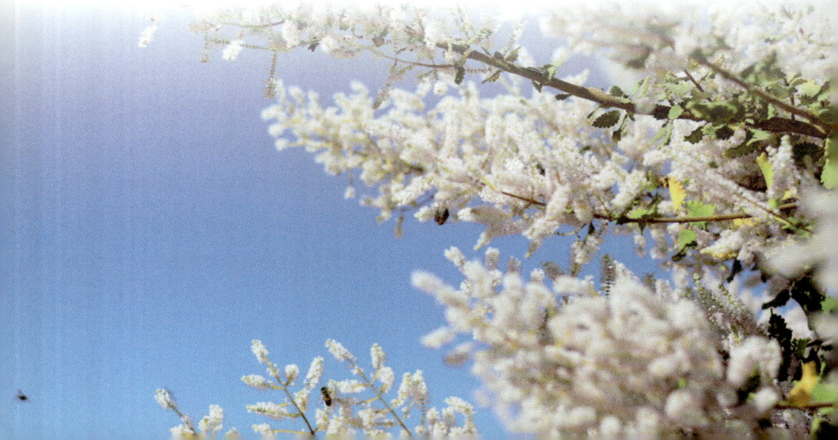

Ein entspannendes und dadurch schmerzlinderndes Weihrauchbad ist ebenfalls eine sehr gute Methode, um Erleichterung zu verschaffen. Rheumatische Erkrankungen werden auch gern auf psychische Ursachen zurückgeführt. In der Aromatherapie mit Weihrauchöl wird der Raum mit einem balsamischen, süßen, zitronigen Duft angereichert, der beruhigend sowie ausgleichend wirkt. Dadurch wird angestauter Stress abgebaut, was sehr gut zur Gesundung beiträgt.

Weitere Unterstützung

Eine gezielte Bewegungstherapie in der Krankengymnastik kann Besserung bringen. Einige Menschen wiederum haben durch Akupunktur Linderung erfahren. Wassergymnastik ist ebenso eine tolle Ergänzung.

Einen wirklich großen Einfluss auf unsere Gesundheit in jeglicher Form hat die Ernährung. Eine ausgewogene, vitaminreiche und basische Ernährung ist die beste Voraussetzung für ein gesundes Leben. Gleichzeitig sollten Sie unbedingt auf ausreichend Bewegung an der frischen Luft achten.

In der ayurvedischen Medizin gibt es unzählige Empfehlungen bei rheumatischen Beschwerden, z. B. die Verwendung von scharfen Gewürzen wie Cayennepfeffer und Ingwer oder von Ceylon Zimt. Spezielle Entgiftungen durch die Steigerung der Harnsäureausscheidung mit Sellerie, Liebstöckel, Petersilie und Ysop haben sich ebenfalls bei der Erkrankung sehr bewährt. Zu den bereits genannten Gewürzen können Sie auf jeden Fall noch Galgant, Kurkuma, Piment, Nelke und Lorbeerblätter mit in Ihren Speiseplan aufnehmen.

RÜCKENSCHMERZEN

Das Volksleiden Nummer 1 sind unbestritten Rückenschmerzen. Laut aktuellen Umfragen sind allein in Deutschland weit über 80 % der Bevölkerung damit geschlagen. Die Ursachen der Schmerzen sind sehr breit gefächert. Egal, ob sie durch fehlende Bewegung, falsches Schuhwerk, beruflich bedingte Fehlhaltungen oder Belastungen, Beckenschiefstand oder see-

lische Einflüsse verursacht worden sind, sie sind äußerst schmerzhaft und lästig.
Durch die Einnahme von Weihrauch kann man sicherlich viel Lebensqualität zurückgewinnen, allerdings lassen sich dadurch nicht die bereits erwähnten Umstände wie körperliche Belastungen im Beruf, Fehlbildungen der Füße durch falsches Schuhwerk usw. ändern.
Daraus ergibt sich eine Grundregel: Ist der Rückenschmerz auf eine Entzündung zurückzuführen, ist die Verwendung von Weihrauch die richtige Wahl.

Unterstützung durch Weihrauch

Am effektivsten hat sich die Behandlung von Rückenschmerzen mit Weihrauch in äußerlicher und innerlicher Form erwiesen. Je nach Stärke der Schmerzen empfehle ich Ihnen von daher nach Rücksprache mit Ihrem Arzt die tägliche Einnahme von 1–6 Weihrauchkapseln.
Zusätzlich können Sie die Genesung mit äußeren Anwendungen fördern, indem Sie beispielsweise Weihrauchcreme direkt auf die schmerzen-

den Stellen auftragen. Eine sanfte Massage mit Weihrauchmassageöl rund um die Schmerzregion ist ebenfalls eine gute Alternative. Achten Sie dabei darauf, niemals direkt auf den Knochen zu massieren.

Weitere Unterstützung

Mir persönlich hat eine energetische Aufrichtung[3] die schnellste Hilfe bei meinen extremen Rückenschmerzen gebracht.

Generell kann man sagen, dass Wärmebehandlungen die Schmerzen lindern können. Sie sollten auch unbedingt darauf achten, Ihren Bewegungsradius nicht (bewusst oder unbewusst) zu begrenzen, indem Sie beispielsweise nur kurze, abgehackte Bewegungen machen. In Fitnessstudios werden auch gute Rückenschulen und Rückenkurse angeboten. Dabei werden die Rückenmuskeln entsprechend trainiert, um die Belastungen vom Skelett abzufangen.

---

3 Damit wird eine Form des geistigen Heilens beschrieben. Sie erfolgt ohne jegliche Berührung und bewirkt eine Wiederherstellung der göttlichen Ordnung in Körper, Geist und Seele.

Im Ayurveda wird bei Rückenschmerzen die betroffene Stelle mit Ingwer- oder Kurkumapaste eingerieben. Ebenso gibt es Chilisalben, die gern verwendet werden.
Zur weiteren Unterstützung können Sie in Ihrer Küche folgende Gewürze verstärkt verwenden: Chili, Galgant, Lavendel, Lorbeerblätter, Oregano und Zitronengras.

SCHMERZEN

Es gibt unendlich viele Schmerzmittel (Analgetika) auf dem Markt zu kaufen, doch ihre Einnahme sollte niemals ohne Bedenken erfolgen. Schmerzmittel haben sowohl Nebenwirkungen als auch die Eigenschaft, dass sie süchtig machen können. Die Medikamentensucht zählt zu den Top 5 der Suchtkrankheiten, wobei diese meiner Meinung nach wegen der enormen Nebenwirkungen der Tabletten die gefährlichste ist. Organe wie Leber, Nieren und Galle werden durch Schmerzmittel sehr stark beeinträchtigt, was zu einer Vielzahl von Krankheiten führen kann. An dieser Stelle kommt der Einsatz von Weihrauch als Schmerzmittel ins Spiel. Denn trotz vieler Studien ist keine wirklich nennenswerte Nebenwirkung oder gar eine Suchtgefahr bei der Einnahme von Weihrauch festgestellt worden.

Unterstützung durch Weihrauch

Bei Schmerzen empfehle ich, nach Rücksprache mit Ihrem Arzt eine punktuelle Behandlung mit Weihrauchcreme oder Weihrauchöl durchzuführen. Bei Kopfschmerzen können Sie beispielsweise die Creme oder das Öl an den Schläfen auftragen und sanft einmassieren.

Zusätzlich können Sie natürlich auch je nach Stärke der Schmerzen 3–6 Weihrauchkapseln über den Tag verteilt einnehmen. Die Wirkung wird dann allerdings erst etwas später einsetzen.

Ein schönes Bad mit Weihrauchöl ist auch sehr entspannend und schmerzlindernd.

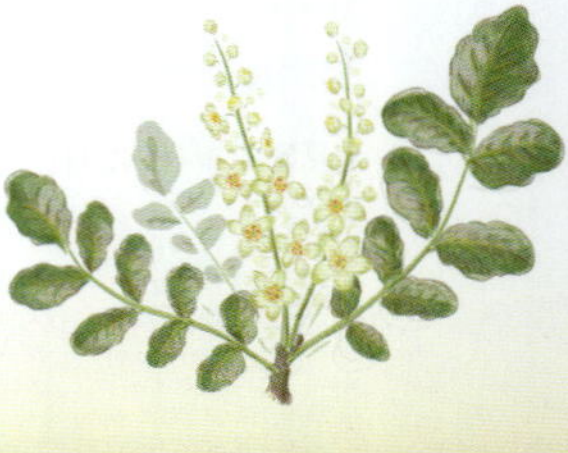

Weitere Unterstützung

Natürlich können Sie auch herkömmliche Schmerzmittel nehmen. Verwenden Sie dann aber auf jeden Fall zusätzlich Mariendistel in irgendeiner Form, um die Gifte wieder aus dem Körper zu leiten.

Für die Schmerzbekämpfung bietet die Natur unzählige Kräuter und Gewürze wie z. B. Olivenöl, Kurkuma, Heidelbeeren und Weintrauben an.[4] Alle im Einzelnen zu erläutern, würde hier den Rahmen sprengen.

Auch in diesem Fall kann eine ausgewogene, vitaminreiche und basische Ernährung vorbeugen und die Schmerzlinderung unterstützen.

SCHLAFSTÖRUNGEN

Die häufigsten Ursachen von Schlafstörungen sind Stress und Depressionen. Diese lassen sich sehr selten direkt an der Wurzel beseitigen, denn Beruf, Familie und das komplette Umfeld

4 Vgl.: bessergesundleben.de/die-9-besten-natuerlichen-schmerzmittel/ (letzter Zugriff: 28.09.2017).

als Verursacher sind immer in irgendeiner Form vorhanden. Es gilt, einfach etwas Abstand und Zeit für sich zu finden. Das ist leichter gesagt als getan, aber, wenn wir wirklich ehrlich zu uns sind, durchaus machbar. Wir schieben allerdings sehr gern andere Dinge vor, die uns jedoch nicht weiterhelfen. Es gehört auch ein wenig Mut dazu, etwas für sich selbst zu tun. Im Volksmund wird das sehr oft mit Egoismus verglichen, was in diesem Zusammenhang absolut nicht zutrifft. Natürlich kann man auch ausschließlich für sich selbst leben, das ist hier allerdings überhaupt nicht gemeint. Es geht darum, sich im täglichen Leben nicht selbst zu vergessen. Nur wer sich selbst hegt und pflegt, hat die notwendige Kraft, um sich und auch anderen zu helfen. So finden wir wieder zu einem gesunden Schlafrhythmus zurück.

Unterstützung durch Weihrauch

Eine wunderbare Methode, um wieder Schlaf zu finden, ist die Aromatherapie. Wenn Sie sich vorstellen, einen Raum zu betreten, in dem Ihr absoluter Lieblingsduft in der Luft liegt, werden Sie sich auf der Stelle wohlfühlen. Die dadurch freigesetzten Endorphine durchströmen Ihren kompletten Kreislauf, und in Ihnen kommen Glücksgefühle hoch.

Jetzt ist der Duft des Weihrauchs sicherlich nicht jedermanns Geschmack, um aber dennoch in den Genuss seiner wundervollen Wirkung zu kommen, können Sie einfach Ihren Lieblingsduft als ätherisches Öl mit einem Hauch Weihrauchöl mischen und in Ihre Duftlampe geben. Die aufkommende Entspannung nimmt maßgeblich positiven Einfluss auf Ihre Schlafstörungen. Das ätherische Weihrauchöl wird Ihnen dabei helfen, Sorgen oder chronischen Stress zu reduzieren, der in der Nacht belastend wach halten kann. Weihrauch hat einen beruhigenden, erdenden Duft, der Sie auf natürliche Art und Weise in den Schlaf wiegt.

Er sorgt zudem für offene Atemwege und ermöglicht es so dem Körper, die ideale Schlaftemperatur zu erreichen und Schmerzen zu beseitigen, die beim Einschlafen störend wirken.

Eine entspannende Massage mit Weihrauchöl wird Sie vor dem Zubettgehen auf die Schlafphase vorbereiten und Sie direkt ins Traumland hinübergleiten lassen.

Weitere Unterstützung

Die Natur hält eine Vielzahl an tollen Gewürzen und Kräutern, die Ihnen dabei helfen können, Schlaf zu finden, bereit. Verwenden Sie beispielsweise Basilikum, Dill, Koriander, Lavendel, Melisse, Minze, Nelke, Oregano, Petersilie, Safran und Schwarzkümmel, um sich von innen heraus zu beruhigen.

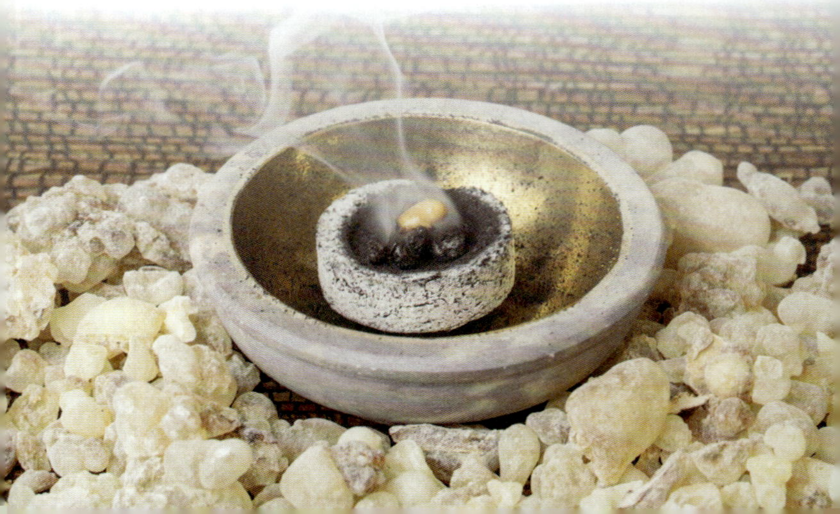

WARZEN

Warzen sind unschöne, ansteckende Geschwulste der oberen Hautschicht, die man sehr gern beseitigen würde. Sie können in jedem Alter und an unterschiedlichen Hautstellen auftreten.

Unterstützung durch Weihrauch

Wenn Sie die Warzen mit Weihrauchsalbe regelmäßig einreiben oder mit Weihrauchöl behandeln, werden sie sich verändern und langsam verschwinden. Durch die entzündungshemmende Wirkung der Boswellia-Säure wird auch das komplette Umfeld der Warze vor weiteren Ansteckungen geschützt und aufgewertet.[5]

Weitere Unterstützung

Ein universales Wundermittel gegen Warzen, Narben, wildes Fleisch (Granulationsgewebe) und alle möglichen Hautunreinheiten ist eine Mischung aus Rettichsaft, Bockshornklee und Salicylsäure.

---

5 Nach J. Hartwell (1968), in: Dieter Martinez, Karlheinz Lohs, Jörg Janzen: *Weihrauch und Myrrhe*, Wissenschaftliche Verlagsgesellschaft Stuttgart, Stuttgart 1988.

VERDAUUNGSBESCHWERDEN

Da im Darm unser Gesundheitszentrum liegt, kommt es zu Verdauungsbeschwerden, wenn unsere Darmflora nicht intakt ist. Diese sind immer ein erstes Anzeichen dafür, dass der betroffene Mensch nicht gesund ist und schnellstens etwas ändern sollte. Von daher kann ich Ihnen nur anraten, Ihre Darmflora und Ihre Verdauung, so gut es geht, im Gleichgewicht zu halten.

Unterstützung durch Weihrauch

Mit Weihrauch können Sie Ihr Verdauungssystem dabei unterstützen, richtig zu entgiften, die Darmbewegungen anzuregen und Schmerzen zu reduzieren. Er hilft bei Magenkrämpfen, Übelkeit und trägt dazu bei, überschüssiges Wasser aus dem Bauch zu befördern, das ansonsten Blähungen verursachen kann. Zudem lindert er auch PMS-bedingte Bauchschmerzen.

Die Boswellia-Säure des Weihrauchs beschleunigt die Sekretion von den Enzymen im Verdaungstrakt, wodurch die Ausscheidung von Wasser und damit auch die von Giften erhöht und der Verdauungstrakt beruhigt wird. Durch die Regulierung der Durchblutung wird gleichzeitig auch die Verdauungsgesundheit gefördert. Neuste Studien haben gezeigt, dass Weihrauch z. B. beim Leaky-Gut-Syndrom eine leichte Verbesserung bringen kann und bei chronisch-entzündlichen Darmerkrankungen wie Colitis ulcerosa und Morbus Crohn von enormem Vorteil ist. In der Uniklinik Mannheim erzielte u. a. der Internist und langjährige Leiter der Colitis-Crohn-Ambulanz eine Besserung der Symptome durch die Verwendung von Weihrauch.[6]

Je nach Fortschritt der Verdauungsprobleme empfehle ich Ihnen, nach Rücksprache mit Ihrem Arzt 1–6 Weihrauchkapseln auf den Tag verteilt einzunehmen. Wirkungsvoll können auch Weihrauchkapseln in Verbindung mit Myrrhe sein.

6 Vgl.: www.stuttgarter-nachrichten.de/inhalt.medizin-weihrauch-mehr-schall-als-rauch.4a9a2d87-d670-4af0-bf1e-56229353840e.html (letzter Zugriff: 27.09.2017).

Weitere Unterstützung

Eine Darmsanierung ist sicher ab und zu ratsam. Dafür sind auch schon einige Produktmischungen im Handel zu erwerben. Ich rate in diesem Zusammenhang gern zu solchen Produkten, die schmerzfrei, einfach und wirkungsvoll sind. Dabei sollten ausschließlich Naturprodukte bzw. Mischungen zum Einsatz kommen, die zusätzlich zur Entschlackung noch die Übersäuerung des Organismus beseitigen und das Gleichgewicht der »guten« und »schlechten« Darmbakterien in der Darmflora fördern können.

ZAHNFLEISCHENTZÜNDUNG

Weit über Dreiviertel der Menschen leiden unter Zahnfleischentzündung, der sogenannten Parodontitis. Das ist besonders erschreckend, da dadurch die wertvollen Nahrungsmittel im Mund mit Giften und Bakterien in Kontakt kommen und somit dort schon an Wirkung verlieren können. Wenn die Entzündung nicht rechtzeitig beseitigt wird, wird der Kieferknochen angegriffen, die Zähne lockern sich, und im schlimmsten Fall fallen sie aus.

Unterstützung durch Weihrauch

Neben seiner antiseptischen Wirkung ist Weihrauch eine wertvolle Ergänzung bei jeglicher Mundhygiene. Er beugt dentalen Problemen wie Karies, schlechtem Atem, Zahnlöchern oder oralen Infektionen vor. Sie können auch eine eigene Zahnpasta mit Natron und Weihrauch selbst herstellen.

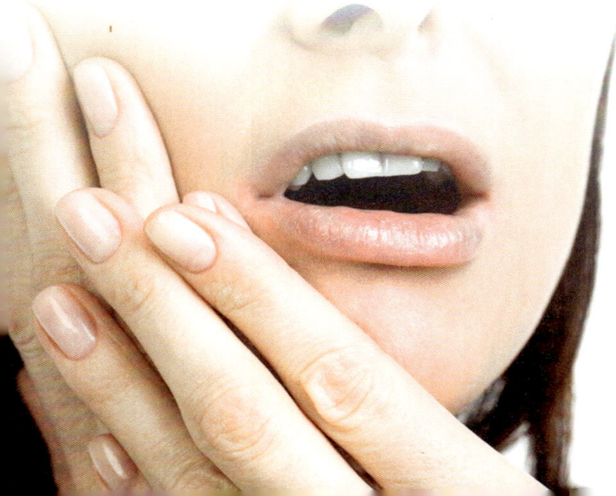

Durch die entzündungshemmende Wirkung der Boswellia-Säure ist eine regelmäßige Mundspülung mit etwas Weihrauchöl und einem weiteren Mundwasser sehr effektiv und sinnvoll. Sie können auch eine selbst hergestellte Mundspülung aus Kokos- und Weihrauchöl verwenden. Erwärmen Sie dafür 1 EL Kokosöl, bis es flüssig ist, und fügen Sie 1 Tropfen ätherisches Weihrauchöl hinzu.

Um die Zahnfleischentzündung von innen zu beseitigen, ist die Einnahme von Weihrauchkapseln oder von Weihrauchpulver eine sehr gute Ergänzung. Nehmen Sie dementsprechend nach Rücksprache mit Ihrem Arzt 1–2 Weihrauchkapseln pro Tag ein.

Weitere Unterstützung

Durch die desinfizierende Wirkung von Myrrhe ist eine Mischung aus Weihrauch und Myrrhe ebenfalls eine gute Methode, um der Entzündung zu begegnen.

Eine weitere tolle Variante zur Behandlung ist eine Mundspülung aus flüssigem Kokosöl, Kurkuma und Pfefferminzöl. Bonbons aus Birkenzucker sind ebenfalls eine gute Ergänzung. Der Birkenzucker blockiert die Bakterien, erhöht den Speichelfluss, erzeugt einen besseren pH-Wert im Mund und fördert die Remineralisierung der Zähne.
Eine Zahnfleischentzündung ist auf jeden Fall vermeidbar. Pflegen Sie von daher Ihre Zähne gründlich und richtig. Benutzen Sie Zahnseide, Zwischenraumbürstchen und Interdentalhölzer. Vergessen Sie bitte auch nicht, dass die gesamte Mundflora für die Gesundheit Ihrer Zähne und Ihres Zahnfleisches zuständig ist. Achten Sie aus diesem Grund auch auf eine gesunde Mundflora bei Ihrer Ernährung.

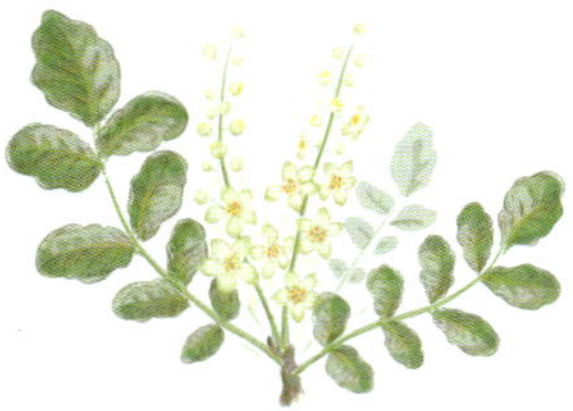

WEIHRAUCHPULVER

Die Herstellung von Weihrauchpulver ist nicht ganz einfach. Aufgrund der Tatsache, dass es sich bei Weihrauch um ein Baumharz handelt, können nur spezielle Maschinen das Harz zu einem feinen Pulver mahlen, ohne es zu verkleben. Ich persönlich habe mit Weihrauchpulver aus den hellen Spitzen des Weihrauchharzes die besten Erfahrungen gemacht. Denn je näher sich die Harzquelle an der Baumrinde befindet, umso mehr Rindenanteile sind später im Pulver enthalten, und die wertvolle Boswellia-Säure ist schließlich nur im Harz enthalten und nicht in der Rinde.

Das gereinigte und auf optimale Körnung gemahlene reine Weihrauchpulver ist für mich die beste Variante, um in den Genuss der wundervollen Wirkung von Weihrauch zu kommen. Das fängt schon mit dem Öffnen der Verpackung an, wenn einen dabei der wunderbare Duft erreicht. Das ist wie eine kleine Aromatherapie als Vorgeschmack. Durch die orale Einnahme werden schon im Mundraum einige Wirkstoffe durch den Speichel direkt in den menschlichen Organismus weitergeleitet.

WEIHRAUCHKAPSELN

Es gibt einige Anbieter für Weihrauchkapseln *(siehe S. 110)*. Wenn Sie welche erwerben wollen, achten Sie bitte immer darauf, dass der indische Weihrauch *Boswellia serrata* als Wirkstoff verwendet wurde. Eine Mischung aus Weihrauch, Myrrhe und Gold usw. ist ebenfalls eine tolle Alternative. Wenn Sie Kapseln mit anderen Bestandteilen kaufen, sollten Sie sicherstellen, dass der Hauptwirkstoff *Boswellia serrata* ist und die anderen Zusätze nur seine Wirkung unterstützen. Aus diesem Grund sollte der Weihrauchanteil in den Kapseln immer sehr hoch sein.

Sie können die Kapseln auch selbst herstellen. Im Internet gibt es dafür verschiedene Anbieter von sogenannten Kapselfüllern. Sie werden da eine Vielzahl von Modellen finden. Klären Sie vor dem Erwerb ab, wie viele Kapseln Sie herstellen möchten. Dann bestimmen Sie die Kapselgröße. Ich selbst bekomme von Messebesuchern sehr oft die Anregung, lieber kleine Kapseln herzustellen, da diese einfacher einzunehmen sind. Mit den Kapselfüllern werden die Leerkapseln mehr oder weniger von Hand geöffnet, gefüllt und wieder verschlossen. Je nachdem, welchen Kapselfüller Sie gekauft haben, ist das mit etwas Fingerspitzengefühl eine einfache und schnelle Angelegenheit.

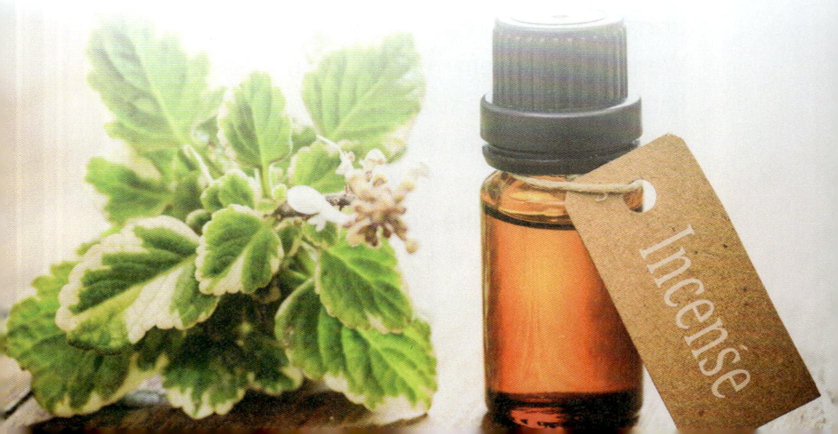

Ein weiterer Punkt, den Sie beachten sollten, wenn Sie Kapseln kaufen oder selbst herstellen wollen, ist die Kapselhülle. Was nützt Ihnen der beste Inhalt, wenn Sie eine Hülle aus Industrieabfall oder sonstigen fragwürdigen Materialien einnehmen. Kaufen Sie also am besten Kapseln, die zu 100 % aus Pflanzenfasern bestehen.

WEIHRAUCHÖL

Um Ihr eigenes Weihrauchöl[7] herzustellen, vermischen Sie 1–2 Tropfen ätherisches Weihrauchöl mit ca. 230 ml Wasser, um beispielsweise Verdauungsprobleme oder PMS-Beschwerden zu behandeln.

Zum Auftragen auf die Haut können Sie 6–8 Tropfen ätherisches Weihrauchöl mit ca. 30 ml duftfreiem Trägeröl mischen.

Verwenden Sie dafür bitte nur 100 % reines ätherisches Weihrauchöl *(Boswellia serrata)*. Denken

7 Bei diesem Weihrauchöl, das ich zur Anwendung empfehle, handelt es sich um eine Mischung, die mit ätherischem Weihrauchöl nicht zu verwechseln ist.

Sie auch daran, ätherische Öle nur im geringen Maße zu verwenden, da ihre Inhaltsstoffe durch das Destillieren während der Produktion hoch dosiert sind.
Man sagt dem Weihrauchöl nach, dass es wertvolle Informationen an das limbische System des Gehirns überträgt. Dieses System steuert u. a. unsere Emotionen. Dadurch kann das Öl bei Depressionen helfen, indem es entspannt und sich auf das gesamte Wohlbefinden positiv auswirkt. Durch den hohen Anteil an Sesquiterpenen wirkt das Öl auch stimulierend auf Hypothalamus und Hypophyse und unterstützt dadurch unser Hormonsystem.

WEIHRAUCHMASSAGEÖL

Mischen Sie für Ihr Weihrauchmassageöl 40–50 Tropfen ätherisches Weihrauchöl mit 50 ml Basismassageöl, z. B. Mandelöl. Wenn Sie sich damit massieren lassen, werden Sie ein Wohlgefühl verspüren, das sich in Ihrem gesamten Organismus ausbreitet. Probieren Sie es einfach aus.

WEIHRAUCH-ENTSPANNUNGSBAD

Gönnen Sie sich etwas Zeit für sich und Ihr Wohlbefinden, indem Sie in Ihr heißes Badewasser ein paar Tropfen reines ätherisches Weihrauchöl zusammen mit anderen Ölen, z.B. mit ätherischem Lavendelöl als Relaxans, geben. Sie werden wie ein neuer Mensch aus der Wanne steigen. Das wird Ihnen ein Gefühl von Entspannung und Zufriedenheit geben. Sie können auch einige Tropfen in Ihren Ölzerstäuber oder Diffuser geben, und Sie werden erleben, wie der Duft Ängste und Sorgen verdrängt. Viele Menschen sagen dem Duft des Weihrauchs auch nach, dass er die Intuition und die spirituelle Empfindung erhöhen könne.

Geeignete Trägeröle

Ätherisches Weihrauchöl verbindet sich gut mit Trägerölen wie Jojobaöl, Kokosöl oder mit Sheabutter. Sie können Weihrauch natürlich auch mit anderen Ölen kombinieren, je nach Symptom oder Anwendungsgebiet.

WEIHRAUCHSEIFE

Mit Weihrauchseife reinigen Sie Ihre Haut nicht nur, sondern versorgen sie auch gleichzeitig mit viel Feuchtigkeit und Vitaminen. Diese Seife ist zudem frei von schädlichen Chemikalien oder ungewollten Zusätzen.

Sie benötigen etwa 30 Minuten, um diese wundervolle Seife herzustellen. Nehmen Sie dafür 25 Tropfen reines ätherisches Weihrauchöl *(Boswellia serrata)*, ca. 150 Gramm Seifenbasis, 5–8 Tropfen Granatapfelöl und eine passende Seifenform zum Eingießen. Geben Sie zunächst die Seifenbasis in eine Glasschale, und erhitzen Sie die Masse langsam in einem Wasserbad, bis die Basis schmilzt. Lassen Sie alles leicht abkühlen. Fügen Sie dann das Weihrauch- und Granatapfelöl hinzu, und vermischen Sie alles gut. Geben Sie die fertige Mischung in die Seifenform, und lassen Sie die Masse gründlich abkühlen. Im Anschluss können Sie die fertige Seife aus der Form herausnehmen und benutzen.

WEIHRAUCHSALBE

Sie können eine extra starke Schmerzsalbe, die sich bei vielen Menschen als sehr effektiv erwiesen hat, herstellen, indem Sie 30 ml flüssiges Kokosöl mit 1 TL Weihrauchpulver vermengen und noch eine Prise Kurkuma, Ingwer und Arnika beimischen. Natürlich können Sie das Weihrauchpulver auch einfach mit flüssigem Kokosöl, Vaseline oder Ähnlichem vermengen und erhalten ebenfalls eine wunderbare Schmerzsalbe.

WEIHRAUCHSALBE FÜR NARBEN

Nehmen Sie dafür ca. 50 ml Kokosöl, erhitzen Sie es, bis es flüssig wird, und mischen Sie 10 Tropfen ätherisches Weihrauchöl und 5 Tropfen Jasminöl dazu. Vermengen Sie alles gut. Sie können das Gemisch sofort flüssig oder nach dem Abkühlen als Salbe verwenden. Sie werden sehen, wie sich die Konturen der Narben nach dem Auftragen der Salbe positiv verändern.

WEIHRAUCHNACHTCREME

Diese absolut natürliche Weihrauchnachtcreme hilft Ihnen beim Einschlafen und fördert dabei die Regeneration Ihrer Haut über Nacht.
Nehmen Sie, um diese Creme herzustellen, 5–8 Tropfen ätherisches Weihrauchöl und 5 Tropfen ätherisches Lavendelöl, und geben Sie 2 EL flüssiges Kokosöl sowie 1 TL Olivenöl hinzu. Vermischen Sie am Ende alles gut. Verteilen Sie die Creme am besten nicht nur im Gesicht, sondern auch auf Ihrem kompletten Körper.

WEIHRAUCH-MYRRHE-LOTION

Diese Lotion eignet sich hervorragend für die Pflege des kompletten Körpers. Sie enthält viele wertvolle Nährstoffe und wichtige Vitamine, die unsere Haut sehr gut aufnehmen kann. Zudem heilt und schützt die Lotion unsere Haut, die als unser größtes Organ unbedingt versorgt werden sollte.

Geben Sie für Ihre persönliche Weihrauch-Myrrhe-Lotion 50 ml Olivenöl, 50 ml flüssiges Kokosöl und 50 ml Sheabutter in eine Glasschale, und erhitzen Sie die Masse langsam im Wasserbad, bis alles geschmolzen ist. Stellen Sie danach die Glasschale für eine Stunde in den Kühlschrank, damit die Mischung wieder fest wird. Jetzt können Sie mit einem Mixer oder auch per Hand die Paste durchmischen, bis Sie schön cremig geworden ist. Fügen Sie nun 20 Tropfen ätherisches Weihrauchöl und 20 Tropfen Myrrheöl hinzu. Mischen Sie die Lotion noch einmal, und befüllen Sie damit einen geeigneten Spender oder ein Gefäß.

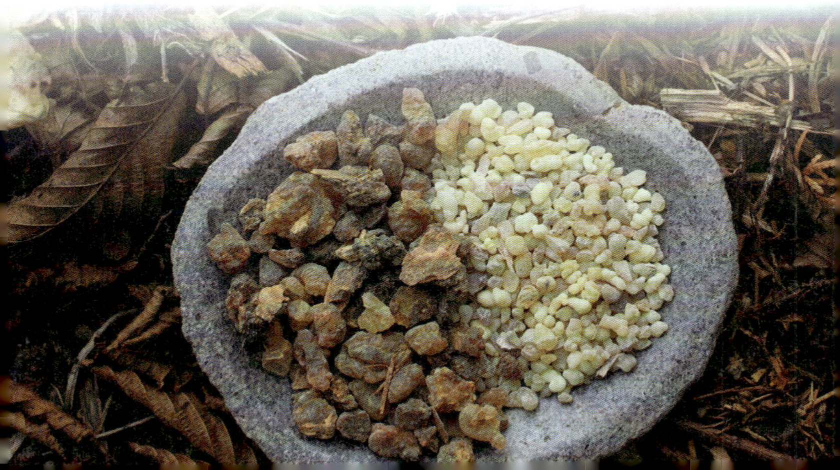

WEIHRAUCHHARZ

Wussten Sie, dass es einige Menschen gibt, die Naturweihrauch wie Ingwerscheiben oder Heilsteine in eine Wasserkaraffe geben? Dadurch kann das Wasser einige Nährstoffe des Weihrauchs aufnehmen. Wenn Sie Weihrauchharz zum Räuchern oder als Zugabe für Wasser kaufen, sollten Sie unbedingt darauf achten, dass Sie unbehandelten Naturweihrauch kaufen. Es gibt nämlich sehr viele Weihrauchmischungen, die teilweise mit ätherischen Ölen oder Lebensmittelfarben versehen sind.

Weihrauchharz eignet sich beispielsweise zum Räuchern für eine intensive Aromatherapie. Neben dem Räuchern können Sie Entspannungsübungen machen, deren positive Auswirkungen sich schnell einstellen werden.

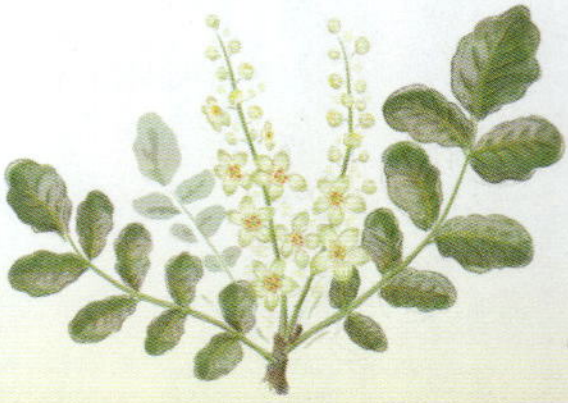

WEIHRAUCHZAHNPASTA

Vermischen Sie für Ihre Weihrauchzahnpasta 7 EL flüssiges Kokosöl mit 2 EL Birkenzucker, 1 Tropfen Weihrauchöl und eventuell 3 Tropfen ätherischem Pfefferminzöl. Nachdem Sie es gut vermischt haben, füllen Sie alles in ein Schraubglas. Sobald die Paste eingedickt ist, können Sie sie mit einem Spatel entnehmen und wie normale Zahnpasta auf Ihre Zahnbürste geben.

Alternativmischung: Verwenden Sie 5 EL flüssiges Kokosöl, 2 EL Natronpulver und 1 Tropfen ätherisches Weihrauchöl als Zutaten. Die weitere Vorgehensweise ist die gleiche wie oben beschrieben.

WEIHRAUCHPFLASTER ODER -VERBAND

Um ein Weihrauchpflaster oder einen -verband herzustellen, geben Sie einfach einige Tropfen Weihrauchöl auf ein Mulltuch in der gewünschten Größe, und legen Sie dieses auf die zu behandelnde Hautstelle. Die Behandlung können Sie mit einem neuen in Weihrauchöl getränkten Mulltuch wiederholen.

GEWÜRZMISCHUNG BEI ARTHROSE

In vielen Haushalten sind die folgenden Gewürze schon vorrätig: Cumin, Koriander und Muskatnuss. Stellen Sie sich aus ½ Teil gemahlener Muskatnuss, 1 Teil Cumin (Kreuzkümmel) und 1 Teil Koriander Ihre eigene Mischung her. Gut sortierte Fachgeschäfte bieten auch fertige Mischungen an. Sehr viele Messebesucher berichten mir, dass diese Mischung zur wesentlichen Verbesserung Ihrer Symptome beiträgt. Sie können ½ TL von dem Gewürz über ein Müsli oder in einen Joghurt geben. Geschmacklich passt es auch sehr gut in ein Salatdressing.

TEEMISCHUNG BEI FIBROMYALGIE

Für die Teemischung benötigen Sie Löffelkraut, Bitterklee, Ackerschachtelhalm, Schafgarbe und Bockshornklee. Vermengen Sie je 1 Teil Löffelkraut und Bitterklee mit 2 Teilen Ackerschachtelhalm und je 3 Teilen Schafgarbe und Bockshornklee. Geben Sie für die Zubereitung 1 TL der Mischung in ein Teesieb oder in einen Teefilter, und gießen Sie heißes Wasser darüber. Lassen Sie den Tee für 3–4 Minuten ziehen.

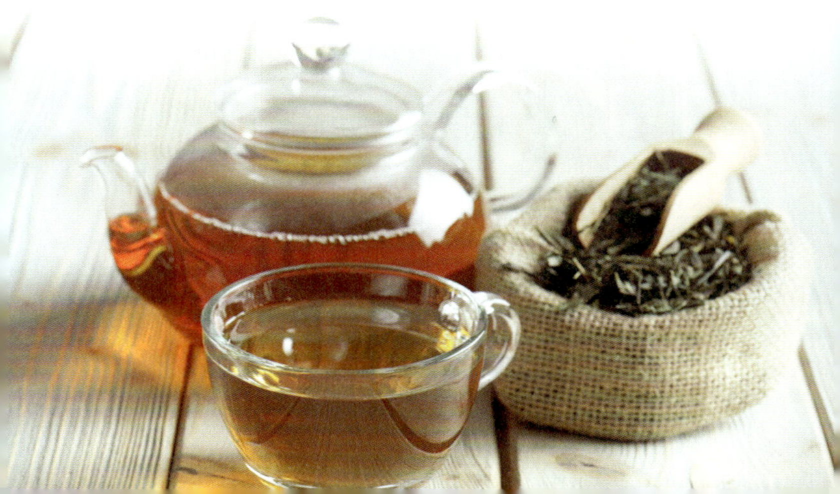

SHOP-EMPFEHLUNGEN

Da es hier hauptsächlich um unsere Gesundheit und damit um unser Leben geht, würde ich Produkte wie Weihrauch nur im Fachgeschäft meines Vertrauens kaufen. Onlineshops, mit denen ich gute Erfahrungen gemacht habe, sind z. B.:
www.petras-topshop.de, www.weihrauch-apotheke.de, www.zeinpharma.de, www.dr-peterhartig.de

Aufgrund meiner langjährigen Mitarbeit bei »petras-topshop« kann ich Ihnen die Reinheit bzw. die Qualität der dort zu kaufenden Produkte persönlich bestätigen und die Produkte besonders empfehlen. Kapseln und Kapselmaschinen können Sie auch über www.Naturuwe.de beziehen.

SCHLUSSWORT

Sie sehen, für ein Leben in Gesundheit ist Weihrauch unerlässlich. Ich hoffe, ich konnte Sie für dieses wundervolle Naturprodukt ebenso begeistern, wie ich es bin. Als Abschlussgedanken möchte ich Ihnen noch ein kleines Zitat mitgeben:

»Die Schulmedizin kümmert sich um Ihre Krankheit. Davon lebt sie. Um Ihre Gesundheit müssen Sie sich selbst kümmern. Davon leben sie.« (Verfasser unbekannt)

Ich möchte mich ganz besonders bei Markus Schirner sowie bei seinem gesamten Team für die Starthilfe als Autor bedanken. Zum Schluss wünsche ich Ihnen ein bestmögliches Leben im Einklang mit der Natur und Ihrer Gesundheit.

Ihr Uwe Geißer

ÜBER DEN AUTOR

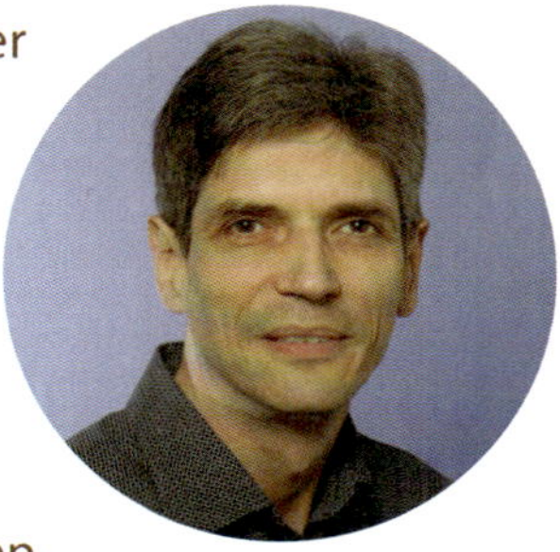

Uwe Geißer ist Reiki-Meister und hat eine Ausbildung in der Geistigen Aufrichtung® absolviert. Seit über 10 Jahren ist er zusammen mit seiner Frau Petra Werling als Händler für Gewürze und Kräuter auf Gesundheits- und Alternativmessen unterwegs, wo er u. a. Kontakte mit

Experten aus dem Gesundheitswesen knüpfen konnte. Aus eigener Erfahrung weiß Uwe Geißer, wie es ist, Verantwortung für die eigene Gesundheit zu übernehmen, und möchte dieses Wissen auch an andere Menschen weitergeben.

Sollten Sie genauere Informationen zu den Weihrauchprodukten und zu den unterstützenden Kräutern und Gewürzen wünschen, können Sie den Autor gern über uwe.geisser@gmx.de kontaktieren.

www.Naturuwe.de

Bildnachweis

Bilder von der Bilddatenbank www.shutterstock.com:
Layoutelemente: Weihrauchzweiggrafik: #563288146 (spline_x), lila Holzbalken oben: #421484554 (Focus and Blur), Überschriftenhintergrund mit Weihrauchharz: #545474083 (JurateBuiviene)

S. 10: #517618648 (Alexey Stiop), S. 15: #158840153 (marilyn barbone), S. 19: #577627954 (JurateBuiviene), S. 21: #402713521 (Rawpixel.com), S. 25: #424211698 (Brian A Jackson), S. 35: #458821873 (LiliGraphie), S. 39: #323877731 (hofhauser), S. 43: #156831278 (HandmadePictures), S. 49: #683455342 (Madeleine Steinbach), S. 50: #522049924 (LiliGraphie), S. 57: #411240256 (Maryna Pleshkun), S. 71: #408614731 (Maren Winter), S. 78: #466784942 (NANCY AYUMI KUNIHIRO), S. 86: #383719075 (JurateBuiviene), S. 93: #592225883 (AXL), S. 98: #522429613 (rawf8), S. 105: #240829522 (Malchus Ker), S. 109: #413415511 (digieye)